Грабовой Григорий Петрович

ВОССТАНОВЛЕНИЕ МАТЕРИИ ЧЕЛОВЕКА ЧИСЛОВЫМИ КОНЦЕНТРАЦИЯМИ

Часть 2

ТРУД «ВОССТАНОВЛЕНИЕ МАТЕРИИ ЧЕЛОВЕКА ЧИСЛОВЫМИ КОНЦЕНТРАЦИЯМИ» СОЗДАН ГРАБОВЫМ ГРИГОРИЕМ ПЕТРОВИЧЕМ В 2002 ГОДУ. ДОПОЛНЕН ГРАБОВЫМ Г. П.

Hamburg

2013

Jelezky Publishing, Hamburg
www.jelezky-publishing.eu

Г. П. Грабовой
ВОССТАНОВЛЕНИЕ МАТЕРИИ ЧЕЛОВЕКА ЧИСЛОВЫМИ КОНЦЕНТРАЦИЯМИ.- Часть 2

Издатель SVET UG, Гамбург, Германия 2013. - 264 с.
www.svet-centre.eu

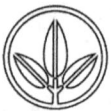

©2013 SVET UG

Все права защищены. Никакая часть данной книги не может быть воспроизведена в какой бы то ни было форме без письменного разрешения владельца авторских прав.

Подписано в печать 16.01.2013

ISBN: 978-3-943110-59-3   © Г. П. Грабовой, 2002

ВВЕДЕНИЕ

При восстановлении материи человека числовыми концентрациями можно применять следующие методы:

1) Читать числа ряда, соответствующие восстанавливаемой материи, записанные после наименования материи;

2) Мысленно проговаривать числа ряда, соответствующие восстанавливаемой материи;

3) Смотреть на изображение или наименование материи и мысленно произносить числа соответствующего ряда;

4) Представить, что Вы находитесь между числами ряда, соответствующими воссоздаваемой материи, имеющими большой размер. Числа, между которыми Вы представляете себя, нужно стремиться воспринимать отчетливо. Свет от этих чисел может достигать Вас. Можно указанные действия производить с любыми числами ряда.

5) Представить, что Вы смотрите на числовой ряд с высоты.

6) Представлять числовой ряд в той области, которую Вы восстанавливаете. Для этого надо использовать изображение материи, данное в этой книге, относящееся к числовому ряду, который Вы применяете.

7) Представлять числовой ряд между изображением материи и частью зеркального отражения, данного в этой книге, которые относятся к применяемому числовому ряду.

8) Сопоставляя числа рядов, Вы можете определять управляющую в направлении нормы взаимосвязь между различной материей человека. Можно восстанавливать материю с использованием ряда другой материи. В этом случае при применении числового ряда материи, которая восстанавливается, можно одновременно или последовательно

использовать числовой ряд другой материи. Из числового ряда другой материи сначала можно концентрироваться на числах, совпадающих с числами ряда восстанавливаемой материи. Затем можно использовать весь числовой ряд другой материи, мысленно проведя от него световой луч, пересекающий числовой ряд материи или саму материю, которую Вы восстанавливаете. При восприятии быстрого восстановительного эффекта Вы можете определить следующую после самой восстанавливаемой материи точку или область в организме, через которую создается восстанавливаемая материя. Эта следующая точка или область будет в таком случае находиться в другой материи, посредством числового ряда которой производится восстановление выбранной Вами материи. Следующих точек или областей, через которые производится создание материи, может быть много. Первая точка или область создания выбранной материи находится в самой материи.

Установив посредством использования числовых рядов точки или области создания восстанавливаемой материи, можно восстанавливать материю, концентрируясь на этих точках или областях. При этом устанавливается духовное состояние, соответствующее восстановлению и норме выбранной материи. Вспоминая и устанавливая указанное состояние духа, можно восстановить материю духом, который таким образом является животворящим. Затем можно распространить такое духовное действие на всю материю организма с учетом внешних событий и достигнуть тем самым духовного состояния, соответствующего вечному развитию. В определенных случаях в зависимости от ракурса восприятия восстанавливаемой материи могут соответствовать разные числовые ряды.

9) Для ускорения восстановления материи человека можно пробелы в числовых рядах воспринимать как пробелы между словами в

предложении. Тогда за каждой числовой составляющей всего ряда, разделенной пробелом, можно рассмотреть слово, которое означает нормальное функционирование материи, которой соответствует ряд. Создателя уровень, создающий материю, соответствующую числовому ряду, и материю всего организма можно воспринимать, стараясь воспринимать такое слово. Свет, создающий материю, соответствующую числовому ряду, распространяется по законам оптики на всю другую материю организма человека и на окружающую среду. Здесь можно понять, почему некоторые ощущения и эмоции воспринимаются как внешние. Это позволяет более точно распознавать, где на уровне управления событиями нужно действовать на основании взаимодействия тканей организма и где на основании взаимодействия материи организма и окружающей среды. Такой способ точного распознавания позволяет эффективнее управлять событиями до уровня нормального состояния материи организма независимо от любых обстоятельств. При этом способе Вы одновременно воспринимаете ткань организма и окружающие человека события так, как будто Вы смотрите на описанное физическим зрением. И в зависимости от ситуации Вы можете принимать решение – как действовать в направлении вечного развития. В каких-то случаях можете предпринимать физические действия и в каких-то периодах производить духовное действие для нормализации событий в направлении вечной жизни. Такое Ваше восприятие развивает Ваши дух, душу и физическое тело до уровня, при котором создание материи человека происходит на духовной основе. Цифры позволяют получать точное духовное состояние, соответствующее норме материи человека. Для усиления управления можно использовать общеизвестные, то есть широко закрепленные в коллективном сознании знания из физики о корпускулярно-волновом дуализме мате-

© Грабовой Г.П. 2002

рии, согласно которому любой объект может проявлять как волновые свойства, так и свойства частицы материи. Создавая концентрацией на числовых рядах световые волны, соответствующие норме материи человека, Вы создаете нормально функционирующую материю человека.

Все данные в этой книге методы восстановления материи человека числовыми концентрациями можно применять в профилактических оздоровительных целях, для омоложения, при необходимости восстановить материю, причем независимо от начальных данных, исходя из которых восстанавливается материя. При применении указанных в пунктах с 1 по 9 введения методов можно учитывать следующее:

1. С профилактической целью целесообразно производить оздоровление с одновременным распространением действия числовых концентраций на будущее.

2. При омоложении целесообразно сначала последовательно концентрироваться на числовых рядах, расположенных в содержании, учитывая задачу вечного развития, затем концентрироваться на материи, которую Вы локально омолаживаете.

3. Восстанавливая материю организма, можно производить числовые концентрации последовательно различными данными в книге способами. При этом можно использовать как числовые ряды соответствующие восстанавливаемой материи, так и числовые ряды области, в которую входит материя, которую Вы восстанавливаете.

4. Если необходимо восстановить материю после биологической смерти – тогда следует концентрироваться на числах сначала последовательно слева направо, затем в обратном порядке справа налево.

Духовный импульс, создающий материю человека, позволяет расширять способы восстановления. Восстанавливая материю человека, нужно стремиться развивать духовный уровень до состояния, при котором материя человека создается и функционирует духовным действием наряду с биологическим и событийным принципами. Такое духовное состояние при реализации способов вечного развития должно обеспечивать полное восстановление материи человека независимо от начальных данных и каких-либо обстоятельств.

© Грабовой Г.П. 2002

СИСТЕМА КРОВЕТВОРЕНИЯ И ИММУННОЙ ЗАЩИТЫ 219 648 317 918

Рис. 1 Органы иммунной системы: 214 317 498 817:

1 – аденоиды 471 219 319 819

2 – нёбные миндалины 428 641 478 591

3 – грудной лимфатический проток 514 715 914 815

4 – подключичная вена 598 317 898 214

5 – лимфатические узлы 514 317 219 419

6 – селезёнка 548 711 918 321

7 – Пейеровы бляшки 598 721 398 641

8 – тонкий кишечник 528 317 428 717

9 – красный костный мозг 598 492 319 016

10 – лимфатические сосуды 598 064 571 389

11 – правый лимфатический проток 418 481 499 164

12 – тимус (вилочковая железа) 481 914 319 814

13 – толстый кишечник 591 488 898 217

14 – аппендикс 529 317 899 228

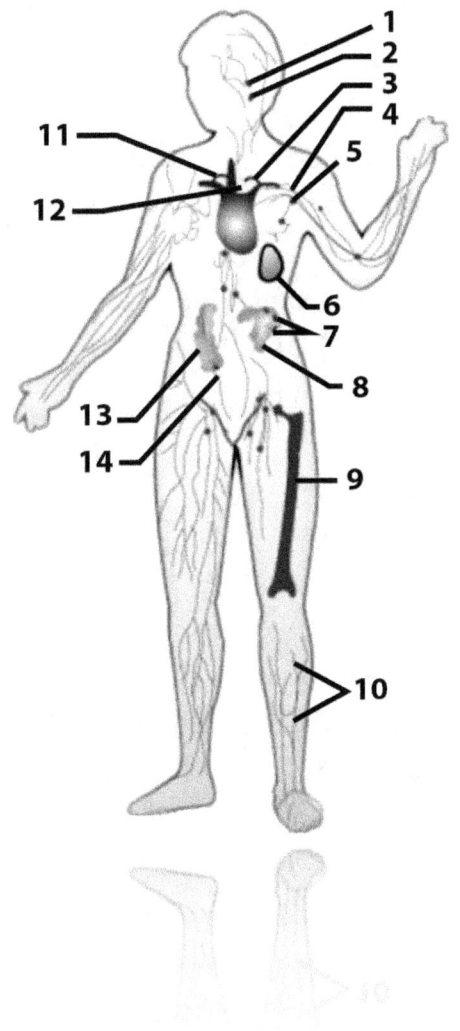

11

Центральные органы кроветворения и иммунной защиты 416 489 319 641

Рис. 2 Красный костный мозг: 497 214 218 641:

1 – стволовая клетка 451 618 719 481
2 – тромбоциты 649 317 498 714
3 – эритроцит 214 719 319 818
4 – моноцит 519 671 319 648
5 – лимфоцит 516 318 948 714
6 – базофил 319 648 719 814
7 – эозинофил 549 316 718 491
8 – нейтрофил 467 589 891 648
9 – красный (кроветворный) костный мозг 497 214 218 641
10 – питающая артерия 641 849 317 914

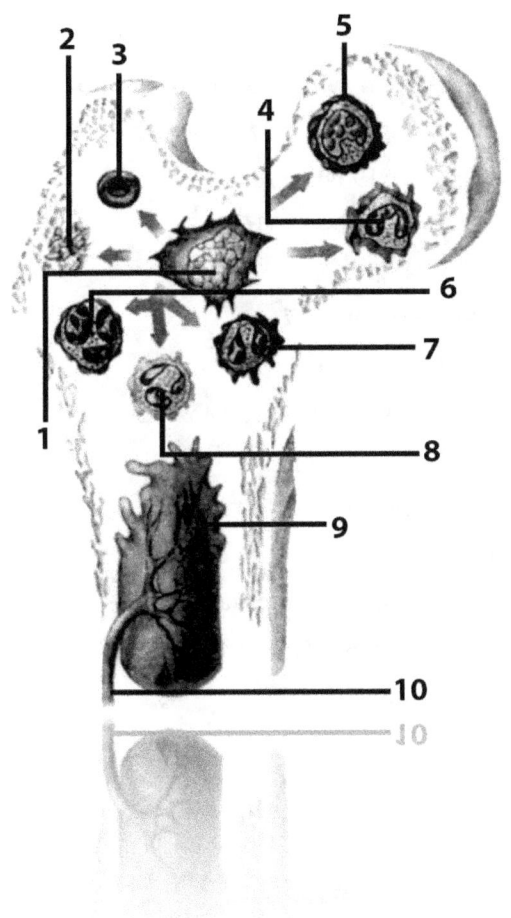

© Грабовой Г.П. 2002

Рис. 3 Долька тимуса (вилочковой железы) (строение) 519 713 219 498:

I – Корковое вещество 519 648 219714

II – Мозговое вещество 319 498 516 814

1 – капсула 598 317 948 567

2 – перегородка 968 319 594 217

3 – макрофаг 947 368 249 714

4 – эпителиальная клетка коркового слоя (клетка – нянька) 549 361 897 217

5 – тимоцит коркового слоя 564 891 218 647

6 – эпителиальная клетка мозгового слоя 574 016 217 498

7 – дендритная эпителиальная клетка 598 671 390 149

8 – тимоцит мозгового слоя 531 649 174 061

9 – тельце Гассаля 914 864 719 472

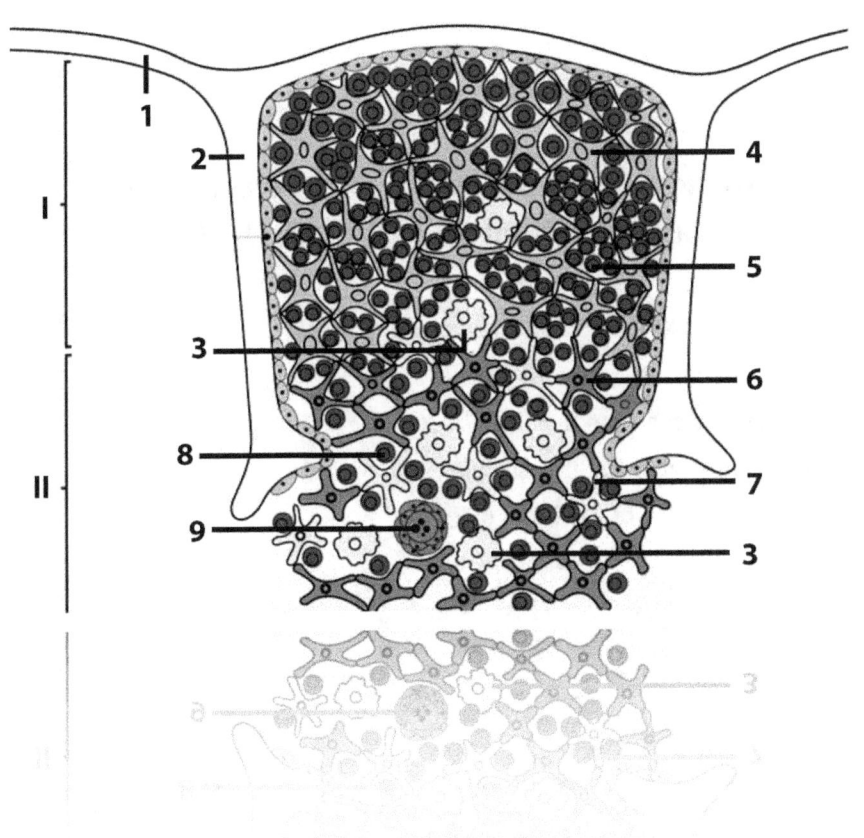

© Грабовой Г.П. 2002

Периферические органы кроветворения и иммунной защиты 794 916 219 481

Рис. 4 Селезёнка (строение) 548 711 918 321:
1 – фиброзная оболочка 589 491 317 548
2 – трабекула селезенки 317 489 896 104
3 – лимфоидные фолликулы селезенки 517 218 496 471
4 – венозные синусы 594 328 697 541
5 – белая пульпа 589 674 198 491
6 – красная пульпа 589 671 318 494

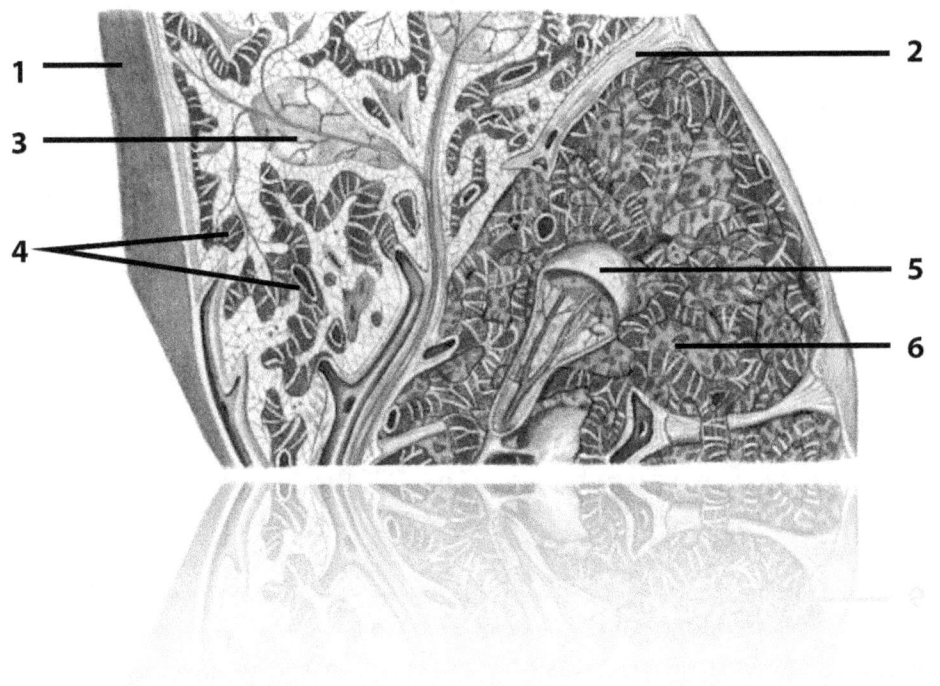

Рис. 5 Строение лимфатического узла 591 148 319 888:
1 – капсула 519 848 718 949
2 – трабекула 518 716 918 317
3 – перекладина 898 749 219 317
4 – корковое вещество 519 421 319 281
5 – фолликулы 898 715 984 355
6 – приносящие лимфатические сосуды 598 741 288 511
7 – мозговое вещество 498 641 319 817
8 – выносящие лимфатические сосуды 512 789 319 489
9 – ворота лимфатического узла 598 681 724 918

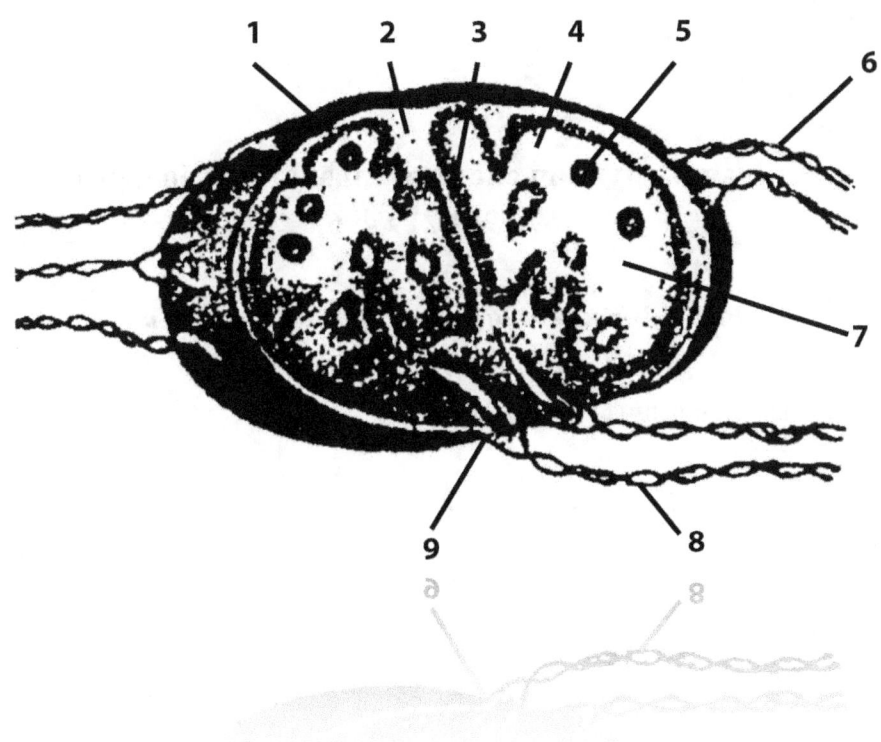

**Единая иммунная система слизистых оболочек
674 981 219 496**

*Рис. 6 Нёбная миндалина (расположение в
ротовой полости) 514 218 319 671:*
1 – нёбная миндалина 514 218 319 671

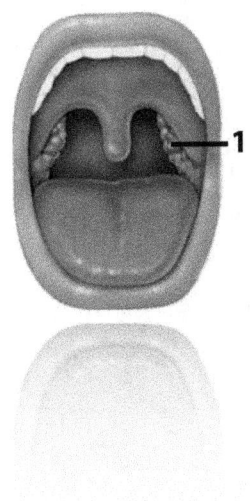

Рис. 7 Нёбная миндалина (строение) 514 218 319 671:
1 – лакуны 894 316 548 917
2 – лимфатические фолликулы 598 641 317 214
3 – отверстия лакун 349 548 671 214

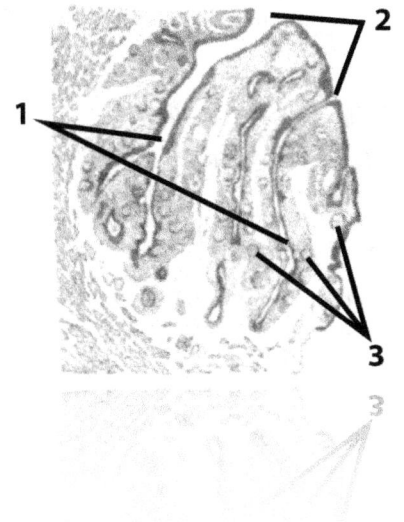

Рис. 8 Лимфоидные узелки (в стенке аппендикса) 319 648 317 498:
1 – стенка аппендикса 217 214 218 641
2 – лимфоидные узелки 319 648 317 498
3 – эпителиальный покров 218 491 016 648

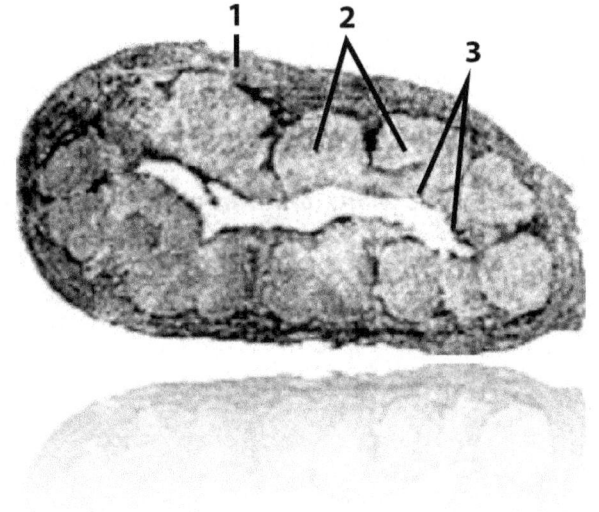

Рис. 9 Лимфоидные узелки и лимфоидная бляшка в стенке тонкой кишки 249 317 498 641:
1 – лимфоидные узелки 548 547 198 678
2 – лимфоидная бляшка 589 641 948 581

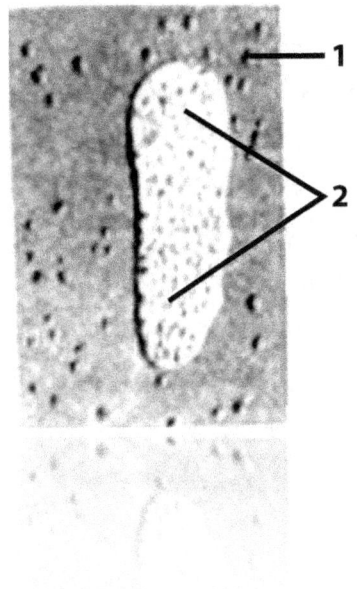

Рис. 10 Антигенпрезентирующие клетки (АПК) 598 647 319 591:

I – клетка Лангерганса 548 491 619 891

1 – клетка Лангерганса 548 491 619 891

2 – кератиноциты 516 891 719 478

3 – эпидермис 598 718 889 888

4 – базальная мембрана 689 497 597 814

II – фолликулярная дендритная клетка 594 716 219 819

III – интердигитальная клетка 548 217 319 471

IV – дендритная клетка центров размножения 549 621 891 719

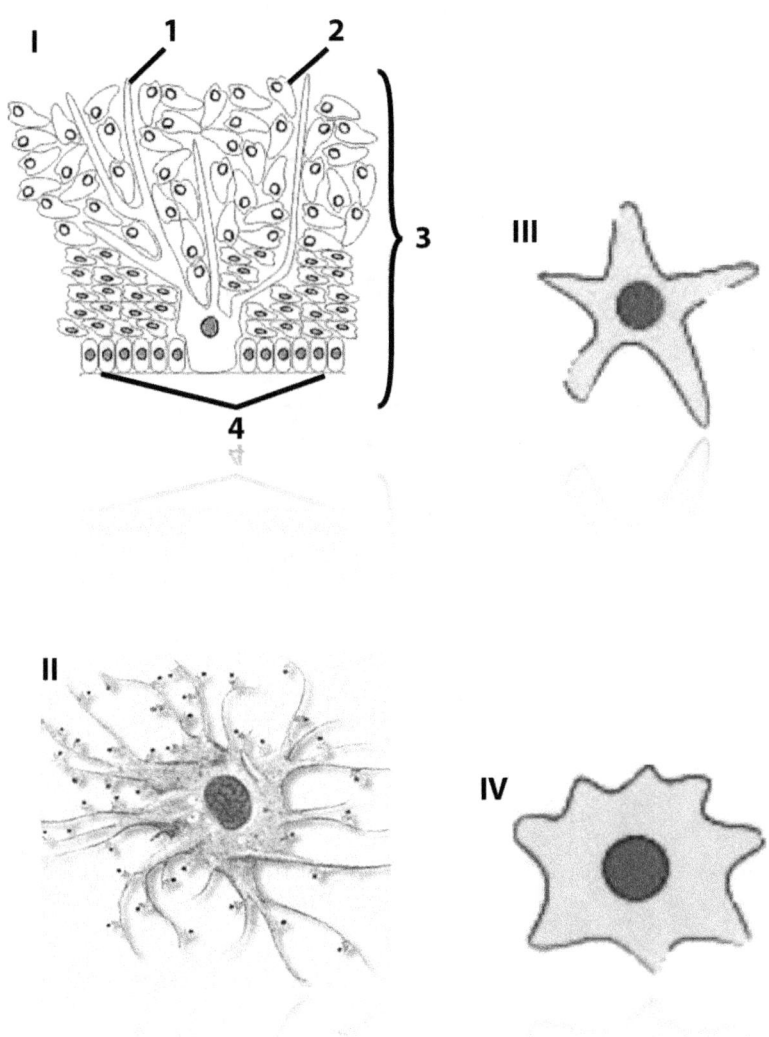

КЛЕТКИ КРОВИ 549681219717

Рис. 11 Эритроциты крови: 467 198 219 814:
1 – ретикулоцит крови (незрелый эритроцит) 691 218 498 514
2 – эритроциты крови 467 198 219 814

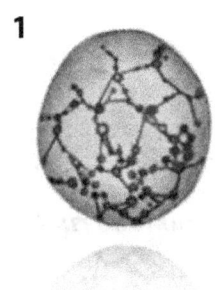

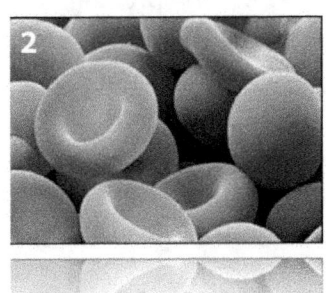

Рис. 12 Эритроцитопоэз: 489 617 519 318:

1 – эритробласт 589 649 218 717
2 – пронормоцит 218 719 814 798
3 – базофильный нормоцит 496 198 217 248
4 – ортохромный нормоцит 496 814 219 817
5 – полихроматофильный нормоцит 598 694 197 281
6 – эритроцит 214 719 319 818

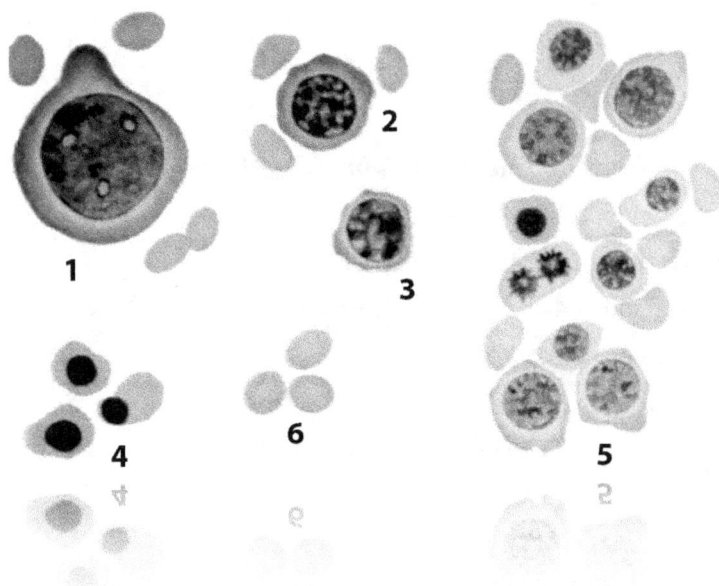

Рис. 13 Тромбоцитопоэз: 481 249 016 914:

1 – мегакариобласт 894 316 218 516
2 – промегакариоцит 481 216 318 491
3 – мегакариоцит 471 218 694 271
4 – тромбоциты 649 317 498 714

Тромбопоэтин 890 648 019 312

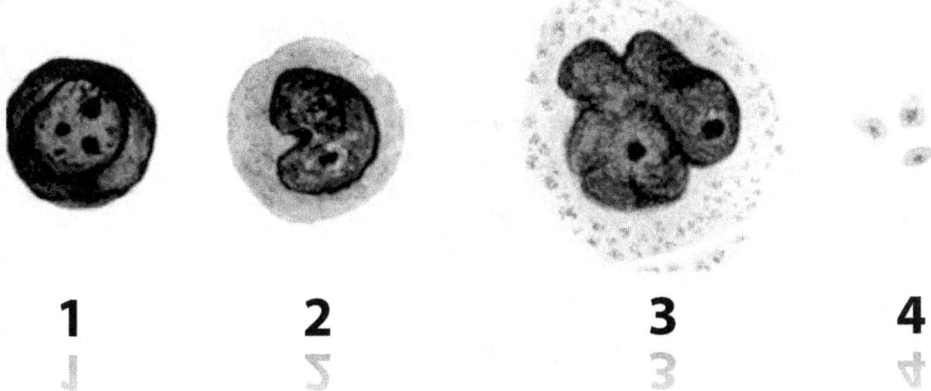

1   2   3   4

**Лейкоциты 694 218 574 271
Агранулоциты 548 274 298 641**

Рис. 14 Лимфоцитопоэз: 648 041 298 471:

I – B – лимфоциты 518 541 316 218

1 – B – лимфобласт 316 491 519 618

2 – незрелый B – лимфоцит 518 491 217 496

3 – зрелый B – лимфоцит 498 164 019 981

II – T – лимфоциты 467 198 964 217

1 – T – лимфобласт 316 514 816 274

2 – незрелый T – лимфоцит 619 754 218 316

3 – зрелый T – лимфоцит 689 148 686 217

I

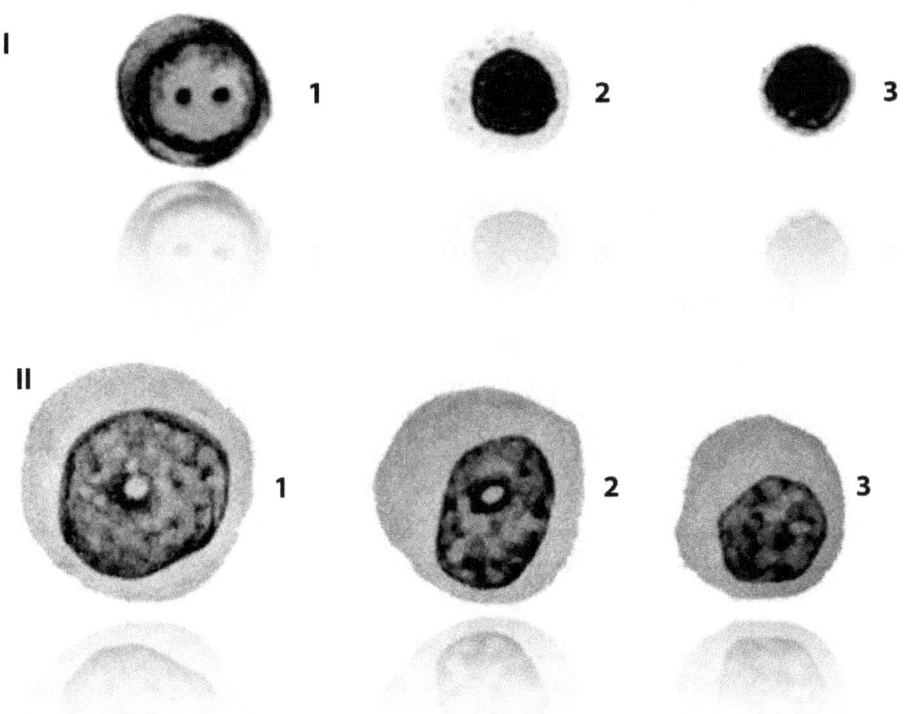

II

Рис. 15 Моноцитопоэз. Образование моноцитов и макрофагов 496 514 218 471:

1 – моноцитобласт 319 471 819 498
2 – промоноцит 619 814 516 714
3 – моноцит 519 671 319 648
4 – макрофаг 947 368 249 714

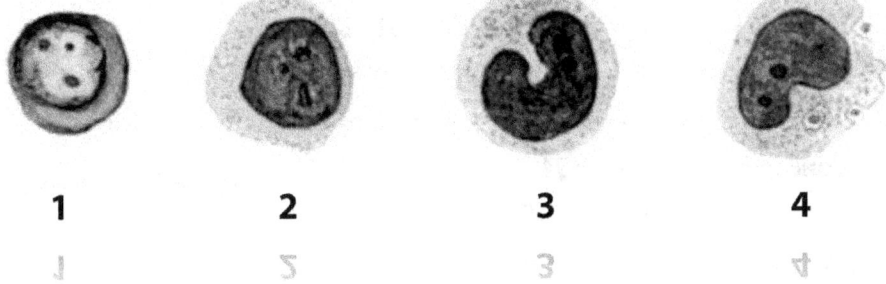

© Грабовой Г.П. 2002

Гранулоциты 918 547 219 714

Рис. 16 Гранулоцитопоэз: 214 617 218 549:

I – образование базофильных гранулоцитов 584 316 318 491

1 – миелобласт 549 641 894 317

2 – промиелоцит 496 548 219 641

3 – миелоцит 517 219 498 641

4 – метамиелоцит 894 216 219 891

5 – палочко-ядерный базофил 217 214 619 061

6 – сегменто-ядерный базофил 648 918 818 491

II – образование эозинофильных гранулоцитов 496 549 718 546

1 – миелобласт 549 641 894 317

2 – промиелоцит 496 548 219 641

3 – миелоцит 517 219 498 641

4 – метамиелоцит 894 216 219 891

5 – палочко-ядерный эозинофил 549 648 598 748

6 – сегменто-ядерный эозинофил 548 461 719 496

III – образование нейтрофильных гранулоцитов 564 581 498 641

1 – миелобласт 549 641 894 317

2 – промиелоцит 496 548 219 641

3 – миелоцит 517 219 498 641

4 – метамиелоцит 894 216 219 891

5 – палочко-ядерный нейтрофил 568 191 219 714

6 – сегменто-ядерный нейтрофил 894 961 068 971

I

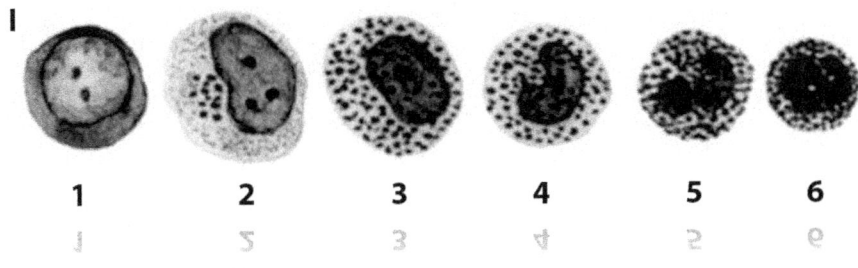

1 2 3 4 5 6

II

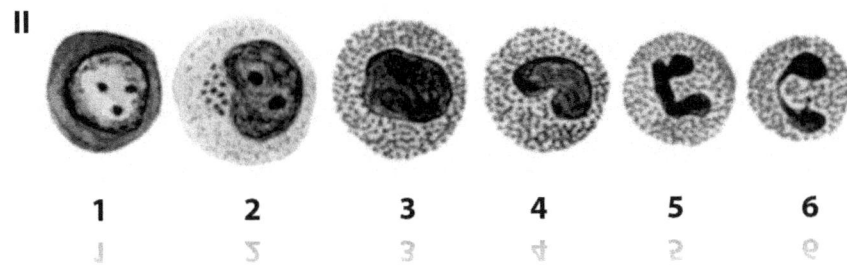

1 2 3 4 5 6

III

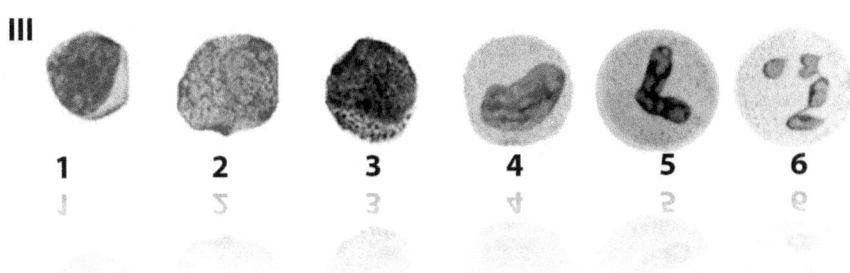

1 2 3 4 5 6

© Грабовой Г.П. 2002

ЗУБОЧЕЛЮСТНАЯ СИСТЕМА 216 548 219 716

Кости лицевого отдела черепа 219 715 819 815

Рис. 17 Верхняя челюсть (вид с латеральной стороны) 519 371 919 811:

1 – глазничная поверхность 398 216 718 226

2 – подглазничная борозда 319 717 819 227

3 – скуловой отросток 419 312 214 222

4 – альвеолярные отверстия 214 712 814 229

5 – подвисочная поверхность 538 722 918 222

6 – передняя поверхность 548 888 019 648

7 – клыковая ямка 539 717 819 317

8 – передняя носовая ость 529 513 919 813

9 – тело верхней челюсти 548712 818 212

10 – носовая вырезка 548 716 298 444

11 – подглазничный канал 319 717 819 217

12 – подглазничное отверстие 489 061 298 541

13 – скуловерхнечелюстной шов 214 711 898 211

14 – лобный отросток 590 421 019 481

15 – слезный край 548 884 918 888

16 – подглазничный край 512 219 312 919

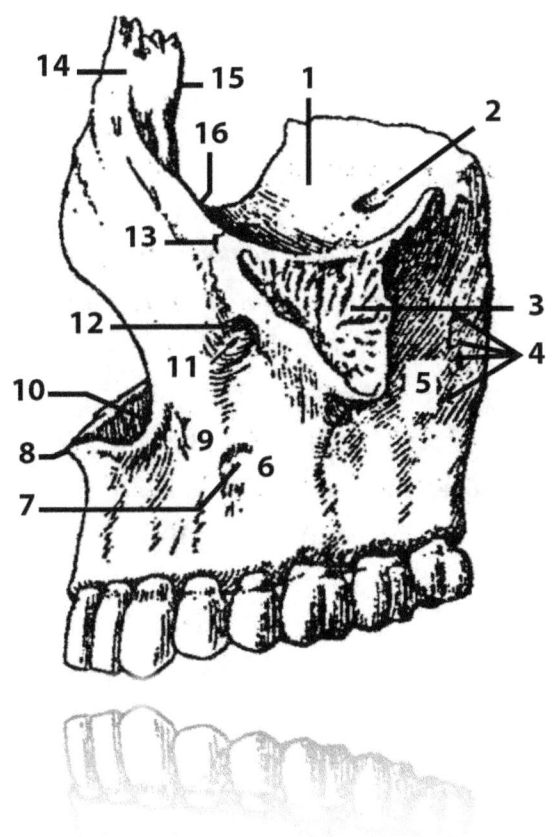

Рис. 18 Верхняя челюсть (левая)
(вид с медиальной стороны) 421 718 911 328:

1 – лобный отросток 590 421 019 481
2 – носовая поверхность 598 648 319 711
3 – передняя носовая ость 529 513 919 813
4 – крыловидно-нёбная борозда 428 321 814 221
5 – верхнечелюстная (гайморова) пазуха 519 321 814 471

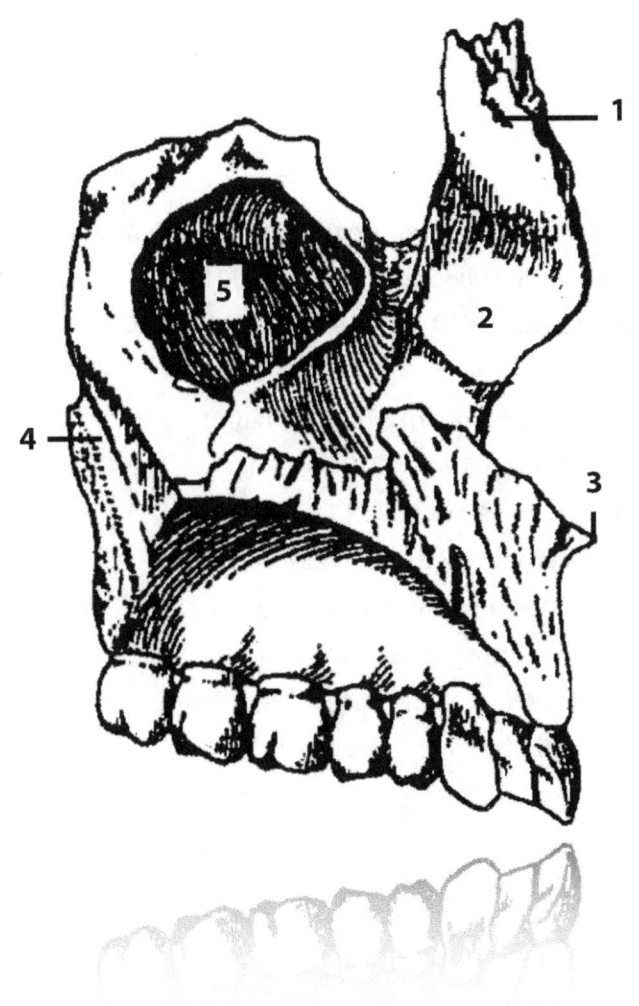

Рис. 19 Нижняя челюсть 514 712 814 312:

1 – головка нижней челюсти 548 321 848 721
2 – крыловидная ямка 519 317 919 007
3 – шейка нижней челюсти 319 814 919 714
4, 5 – ветви нижней челюсти 518 317 918 001
6 – угол нижней челюсти 548 219 289 008
7 – канал нижней челюсти 009 217 319 227
8 – височный гребень 418 317 228 227
9 – отверстие нижней челюсти 489 201 319 871
10 – венечный отросток 528 317 918 228
11 – вырезка нижней челюсти 419 317 819 828
12 – мыщелковый отросток 891 319 898 789

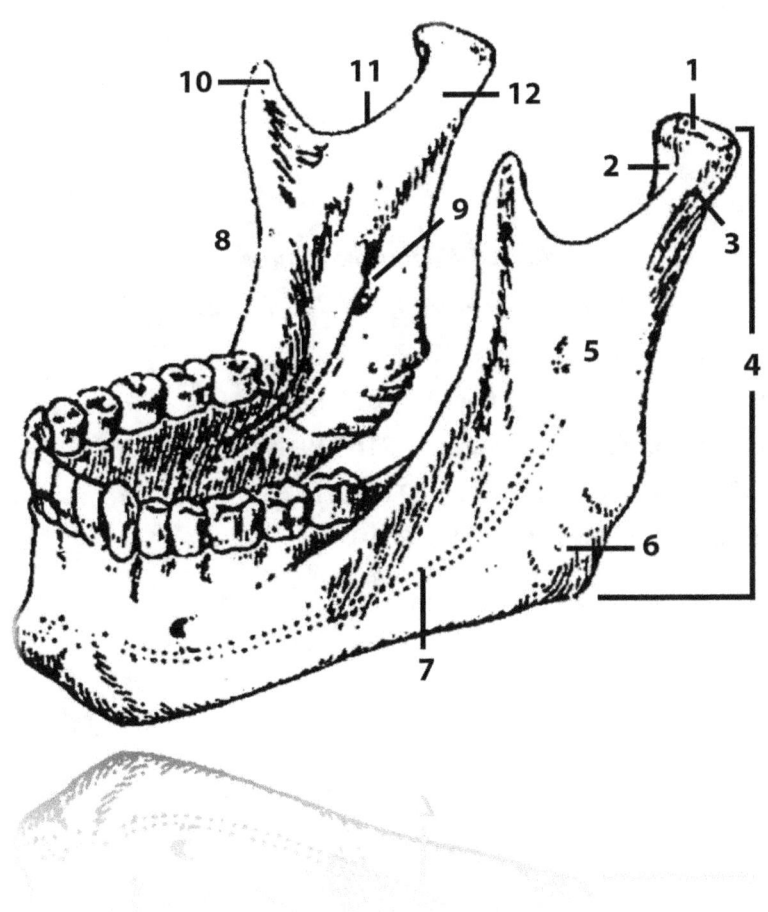

Рис. 20 Костно-хрящевой скелет наружного носа 948 547 219 641:

1 – носовая кость 518 314 818 214
2 – малые хрящи крыльев носа 916 814 219 618
3 – большой хрящ крыла носа 719 316 219 494
4 – добавочный носовой хрящ 989 617 318 641
5 – латеральный хрящ 289 671 318 491

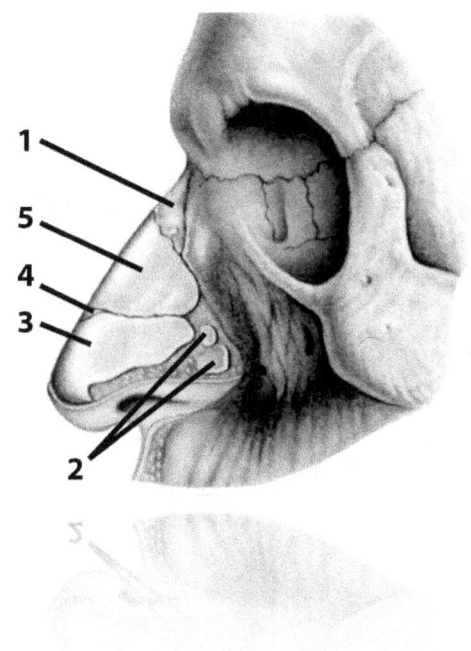

Рис. 21 Носовая кость 518 314 818 214:
1 – межносовой шов 514 314 218 578
2 – отверстие носовой кости 316 581 314 891
3 – свободный край 598 641 719 471

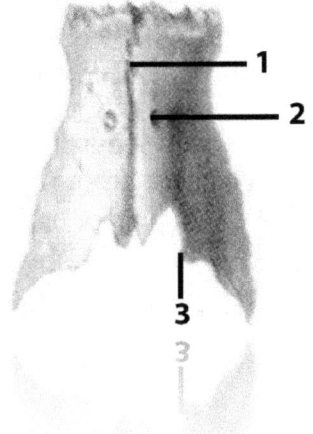

Рис. 22 Нижняя носовая раковина 478 218 918 217:

А – вид снаружи

Б – вид изнутри

1 – слезный отросток 548 671 219 491

2 – решетчатый отросток 491 897 319 648

3 – верхнечелюстной отросток 589 671 918 491

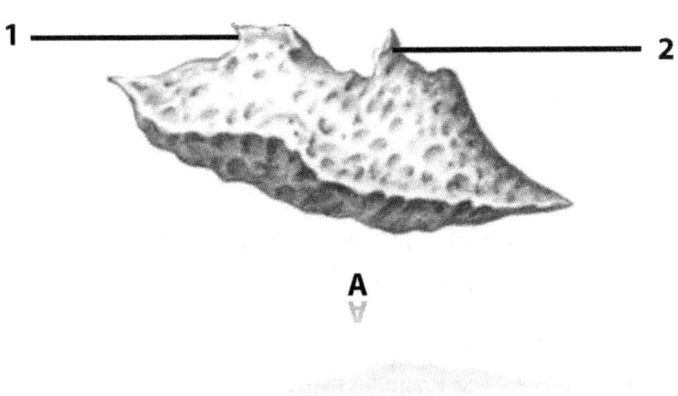

А

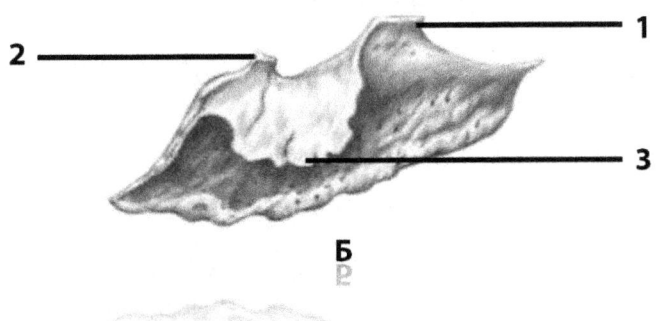

Б

Рис. 23 Скуловая кость 899 817 818 317:

1 – лобный отросток 590 421 019 481
2 – глазничная поверхность 398 216 718 226
3 – скуло-глазничное отверстие 481 467 219 891
4 – латеральная поверхность 948 541 698 718
5 – височный отросток 694 171 219 548

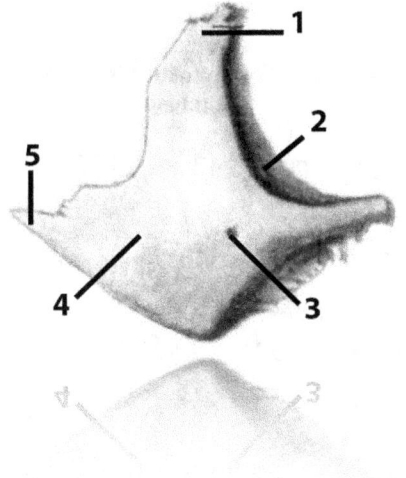

Рис. 24 Нёбная кость (правая) (вид снаружи) 641 214 918 516:
1 – клиновидный отросток 584 218 649 317
2 – клиновидно-нёбная вырезка 549 641 219 811
3 – глазничный отросток 549 674 317 581
4 – перпендикулярная пластинка 648 171 219 549
5 – горизонтальная пластинка 691 814 217 318
6 – большая нёбная борозда 394 698 598 714
7 – пирамидальный отросток 691 218 514 317

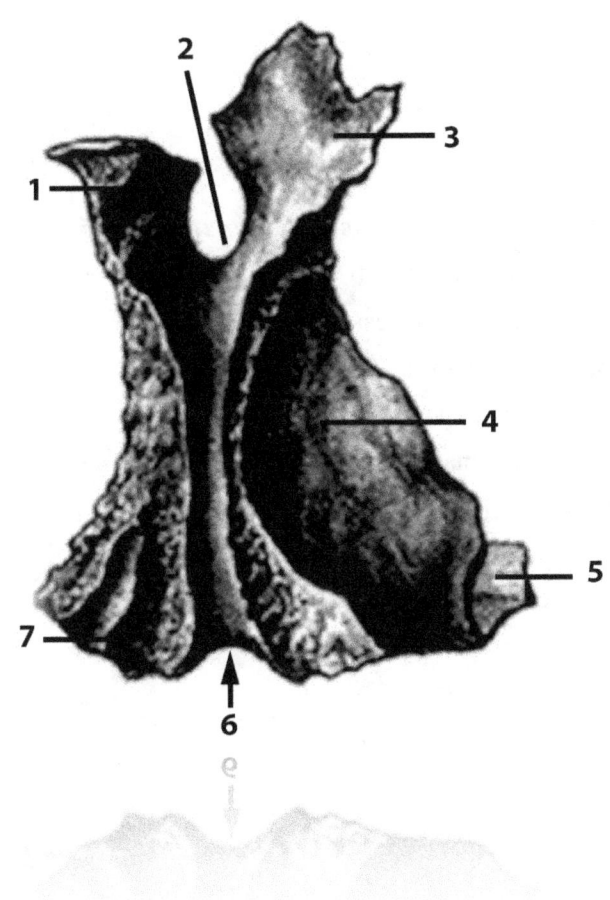

Рис. 25 Нёбная кость, правая (вид изнутри) 649 314 219 516:
1 – глазничный отросток 549 674 317 581
2 – клиновидно-небная вырезка 549 612 814 914
3 – клиновидный отросток 584 218 649 317
4 – пирамидальный отросток 691 218 514 317
5 – горизонтальная пластинка 691 814 217 318
6 – перпендикулярная пластинка 648 171 219 549
7 – раковинный гребень 698 314 218 597
8 – решетчатый гребень 467 214 909 814

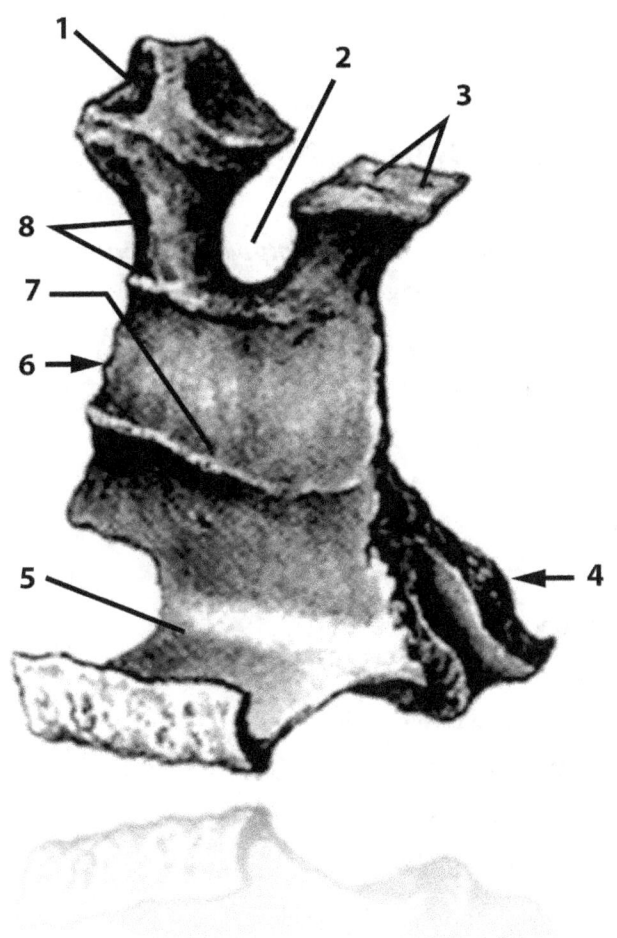

Зубы 698 314 819 516

Рис. 26 Общее строение зуба:

1 – коронка зуба 319 594 938 716
2 – шейка зуба 364 891 219 491
3 – корень зуба 368 549 188 794
4 – бугорок зубной 364 198 501 248
5 – поясок 601 549 906 714
6 – верхушка корня зуба 594 315 498 515
7 – зубная эмаль 618 374 898 161
8 – дентин, зубное вещество 548 314 819 716
9 – зубная мякоть, пульпа зуба 316 481 219 649
10 – пульпа коронки 318 691 378 549
11 – пульпа корня 471 649 398 591
12 – канал корня зуба 894 160 498 497
13 – цемент 314 861 219 492

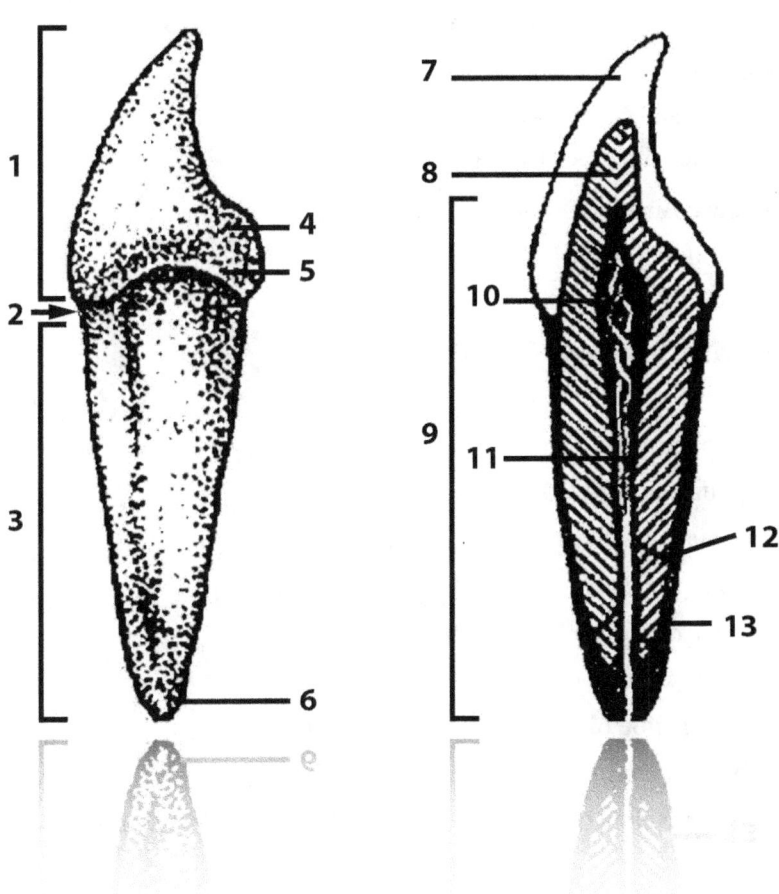

© Грабовой Г.П. 2002

Рис. 27 Строение зуба и окружающих тканей:

а – коронка 319 594 938 716

б – корень 368 549 188 794

1 – фиссура 546 218 319 491

2 – зубная эмаль 618 374 898 161

3 – дентин 548 314 819 716

4 – пульпа 316 481 219 649

5 – зубодесневой желобок 518 316 549 471

6 – десна 479 168 318 517

7 – периодонт 482 316 219 491

8 – нервные волокна 478 514 219 671

9 – артериальные сосуды 894 378 214 316

10 – венозные сосуды 319 681 214 784

11 – цемент корня 698 541 349 172

12 – канал корня зуба 894 160 498 497

13 – апикальное отверстие 485 694 319 718

14 – кость челюсти 318 549 468 019

15 – магистральный сосудисто-нервный пучок 589 314 694 817

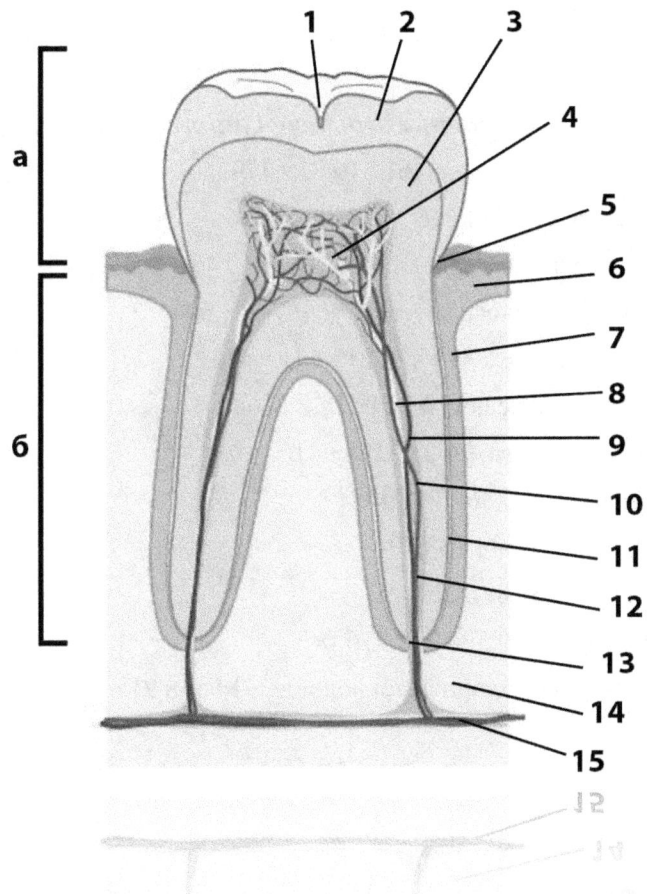

© Грабовой Г.П. 2002

Рис. 28 Строение зубочелюстного сегмента:

1 – зубо-десневые волокна 461 519 819 479
2 – стенка альвеолы 584 216 319 481
3 – зубо-альвеолярные волокна 584 167 219 491
4 – альвеолярно-десневая ветвь 479 581 316 594
5 – сосуды периодонта 891 478 219 641
6 – артерия и вены челюсти 984 517 219 648
7 – зубная ветвь нерва 794 281 298 641
8 – дно альвеолы 514 368 791 498
9 – корень зуба 368 549 188 794
10 – шейка зуба 364 891 219 491
11 – коронка зуба 319 594 938 716
12 – межзубные (межкорневые) волокна 314 548 914 281

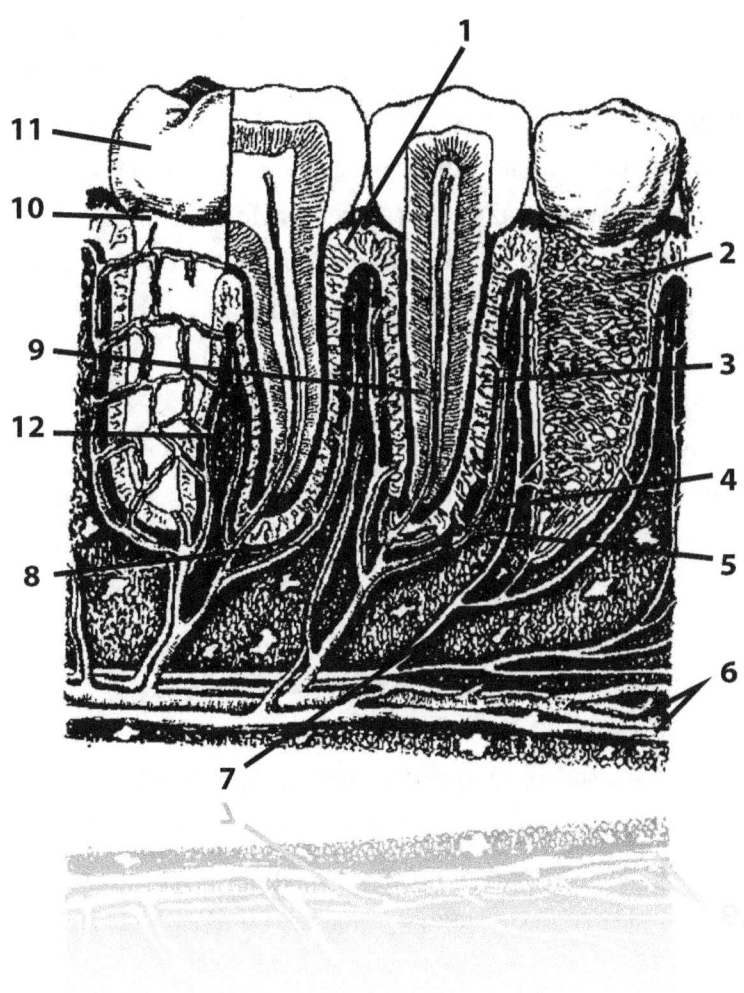

Рис. 29 Зубы верхней и нижней челюстей, постоянные (правые) 594 819 498 716:

1 – верхние коренные зубы (слева направо) 648 517 216 318

   - верхний большой коренной зуб (моляр) III 498 516 318 914

   - верхний большой коренной зуб (моляр) II 548 491 478 694

   - верхний большой коренной зуб (моляр) I 369 481 319 478

2 – альвеолярные возвышения верхней челюсти 594 318 498 614

3 – верхние малые коренные зубы (слева направо) 694 317 219 498

   - верхний малый коренной зуб (премоляр) II 378 498 514 916

   - верхний малый коренной зуб (премоляр) I 614 218 598 781

4 – альвеолярный отросток верхней челюсти 986 149 318 518

5 – верхний клык 471 891 016 498

6 – верхние резцы (слева направо)519 671 918 549

   - латеральный резец 549 691 718 548

   - медиальный резец 914 501 604 981

7 – альвеолярная часть нижней челюсти 519 317 218 498

8 – нижний медиальный резец 584 716 914 219

9 – нижний латеральный резец 989 718 514 601

10 – нижний клык 589 318 499 164

11 – нижний малый коренной зуб (премоляр) I 518 016 949 148

12 – нижний малый коренной зуб (премоляр) II 514 817 316 498

13 – нижний большой коренной зуб (моляр) I 518 495 319 816

14 – нижний большой коренной зуб (моляр) II 519 814 317 984

15 – нижний большой коренной зуб (моляр) III 541 219 016 898

16 – нижняя челюсть 514 712 814 312

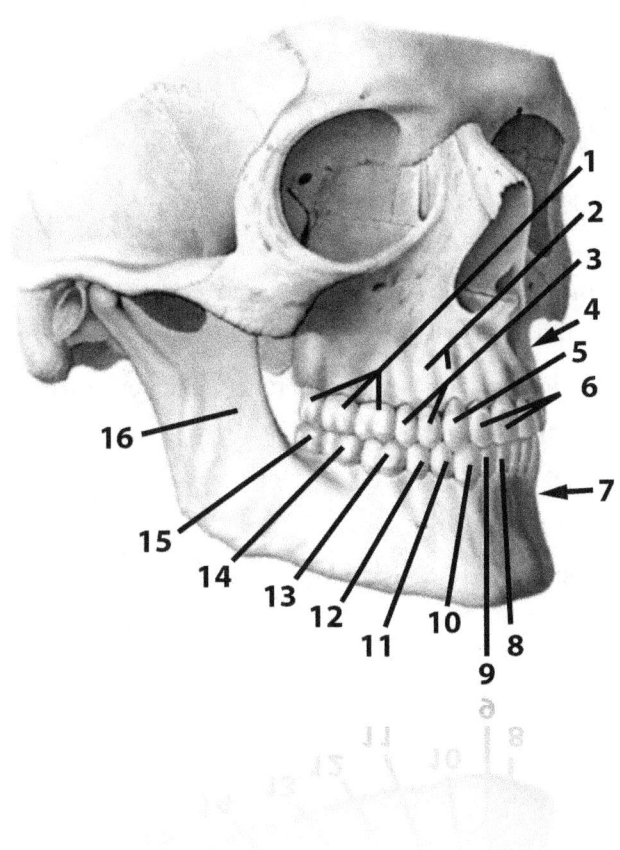

© Грабовой Г.П. 2002

Рис. 30 Медиальный верхний резец (правый) 914 501 604 981:

1 – вестибулярная поверхность 514 568 219 317
2 – мезиальная поверхность 314 894 319 892
3 – лингвальная поверхность 598 471 219 648
4 – внутренний вид зуба в вестибуло-лингвальной плоскости 914 818 016 594
5 – внутренний вид зуба в медио-дистальной плоскости 317 648 519 819
6 – режущая поверхность 498 317 219 491
7 – канал корня зуба 584 641 718 547
8 – пульпа корня 910 849 189 647
9 – пульпа коронки 319 648 519 987

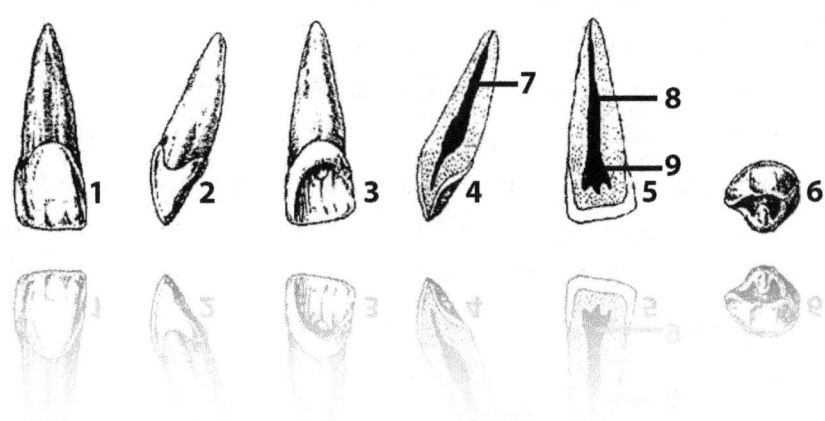

Рис. 31 Латеральный верхний резец (правый) 549 691 718 548:

1 – вестибулярная поверхность 514 916 917 518
2 – мезиальная поверхность 498 614 819 594
3 – лингвальная поверхность 718 594 319 681
4 – внутренний вид зуба в вестибуло-лингвальной плоскости 594 716 918 916
5 – внутренний вид зуба в медио-дистальной плоскости 549 817 394 617
6 – режущая поверхность 581 349 619 817
7 – канал корня зуба 398 641 594 818
8 – пульпа корня 318 691 219 348
9 – пульпа коронки 819 601 698 149

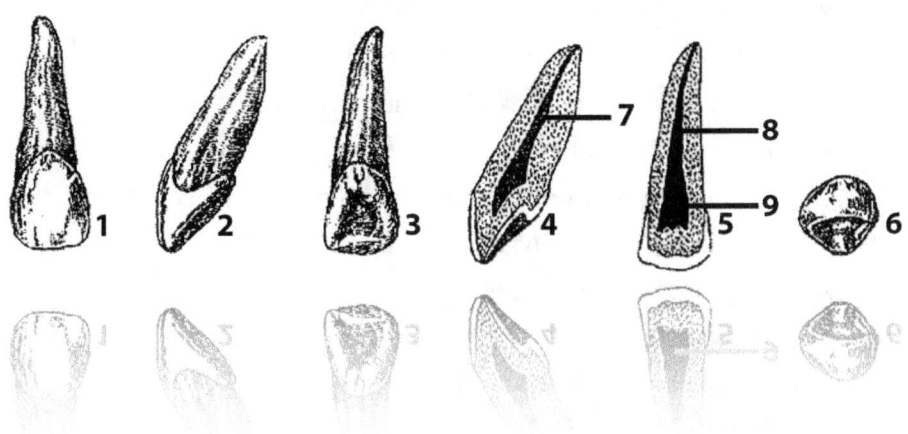

Рис. 32 Медиальный нижний резец (правый) 584 716 914 219:

1 – вестибулярная поверхность 496 198 216 291
2 – мезиальная поверхность 481 478 594 316
3 – лингвальная поверхность 894 594 168 917
4 – внутренний вид зуба в вестибуло-лингвальной плоскости 198 649 319 641
5 – внутренний вид зуба в медио-дистальной плоскости 894 167 318 491
6 – режущая поверхность 364 517 219 581
7 – канал корня зуба 318 694 369 471
8 – пульпа корня 949 516 817 919
9 – пульпа коронки 949 190 649 871

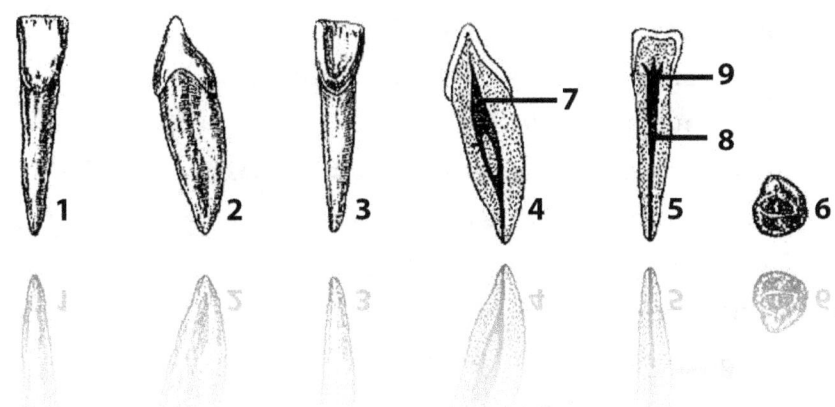

Рис. 33 Латеральный нижний резец (правый) 989 718 514 601:
1 – вестибулярная поверхность 694 187 219 471
2 – мезиальная поверхность 468 271 398 497
3 – лингвальная поверхность 894 561 219 718
4 – внутренний вид зуба в вестибуло-лингвальной плоскости 584 617 219 714
5 – внутренний вид зуба в медио-дистальной плоскости 689 318 514 712
6 – режущая поверхность 799 814 218 564
7 – канал корня зуба 368 194 371 894
8 – пульпа корня 964 718 519 498
9 – пульпа коронки 698 318 564 917

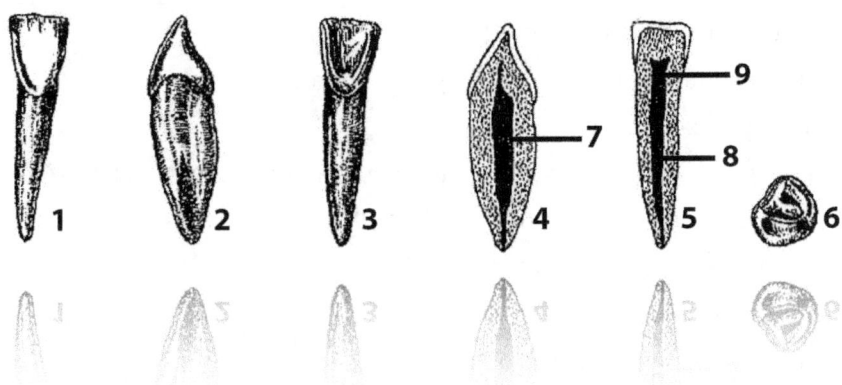

Рис. 34 Верхний клык (правый) 471 891 016 498:

1 – вестибулярная поверхность 468 716 519 498
2 – мезиальная поверхность 618 471 219 472
3 – лингвальная поверхность 549 316 218 581
4 – внутренний вид зуба в вестибуло-лингвальной плоскости 918 516 319 491
5 – внутренний вид зуба в медио-дистальной плоскости 819 604 916 989
6 – режущая поверхность 641 519 318 491
7 – канал корня зуба 384 591 689 374
8 – пульпа корня 989 618 054 132
9 – пульпа коронки 968 108 604 271

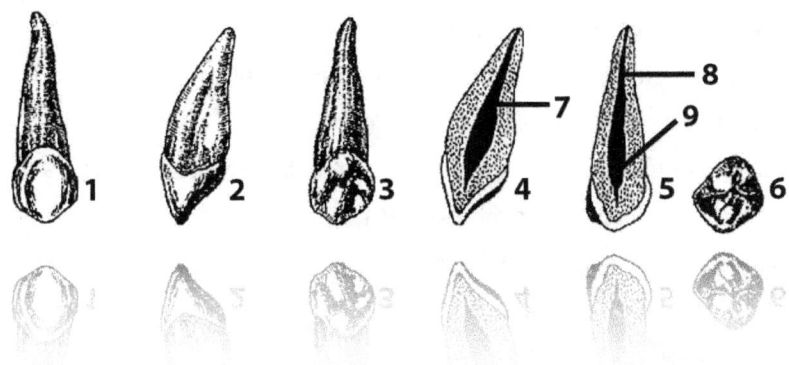

© Грабовой Г.П. 2002

Рис. 35 Нижний клык (правый) 589 318 499 164:

1 – вестибулярная поверхность 698 318 514 217
2 – мезиальная поверхность 319 481 318 641
3 – лингвальная поверхность 948 564 008 904
4 – внутренний вид зуба в вестибуло-лингвальной плоскости 368 014 218 548
5 – внутренний вид зуба в медио-дистальной плоскости 648 781 949 064
6 – режущая поверхность 546 981 941 568
7 – канал корня зуба 714 801 498 541
8 – пульпа корня 398 614 718 581
9 – пульпа коронки 689 841 598 671

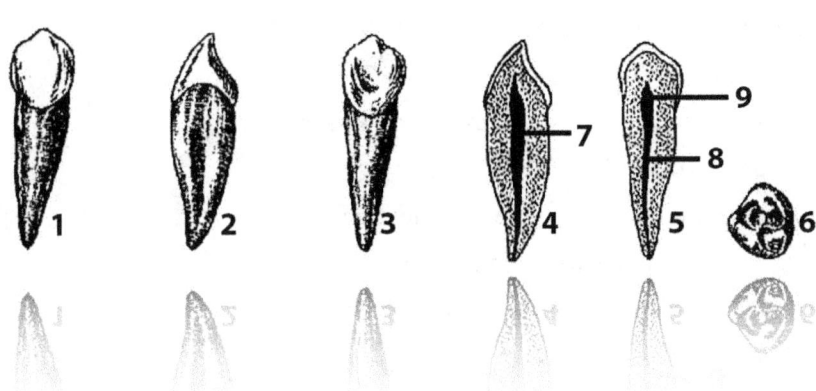

Рис. 36 Первый верхний премоляр (правый) 614 218 598 781:

1 – вестибулярная поверхность 691 378 594 971
2 – мезиальная поверхность 498 617 898 541
3 – лингвальная поверхность 894 671 219 818
4 – внутренний вид зуба в вестибуло-лингвальной плоскости 594 317 589 171
5 – внутренний вид зуба в медио-дистальной плоскости 478 641 219 891
6 – жевательная поверхность 364 810 068 901
7 – каналы корней зуба 301 514 609 891
8 – пульпа корня 478 514 618 717
9 – пульпа коронки 984 018 198 601

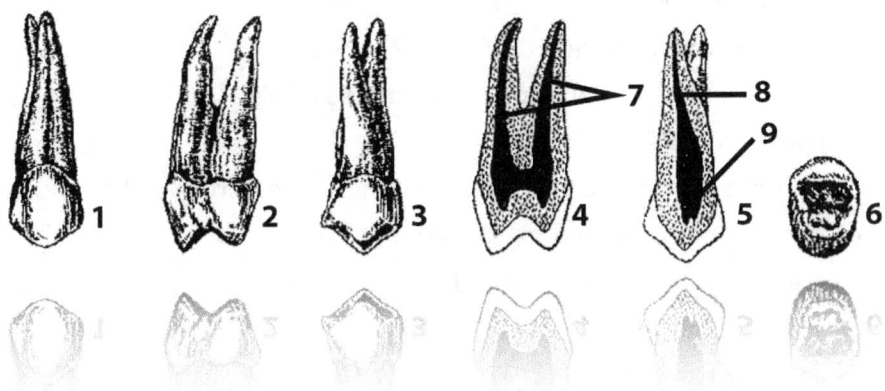

Рис. 37 Второй верхний премоляр (правый) 378 498 514 916:
1 – вестибулярная поверхность 948 561 319 818
2 – мезиальная поверхность 319 801 498 561
3 – лингвальная поверхность 467 219 498 541
4 – внутренний вид зуба в вестибуло-лингвальной плоскости 398 548 589 617
5 – внутренний вид зуба в медио-дистальной плоскости 549 819 319 616
6 – жевательная поверхность 389 541 379 818
7 – каналы корней зуба 648 546 319 818
8 – пульпа корня 894 361 219 012
9 – пульпа коронки 064 541 218 317

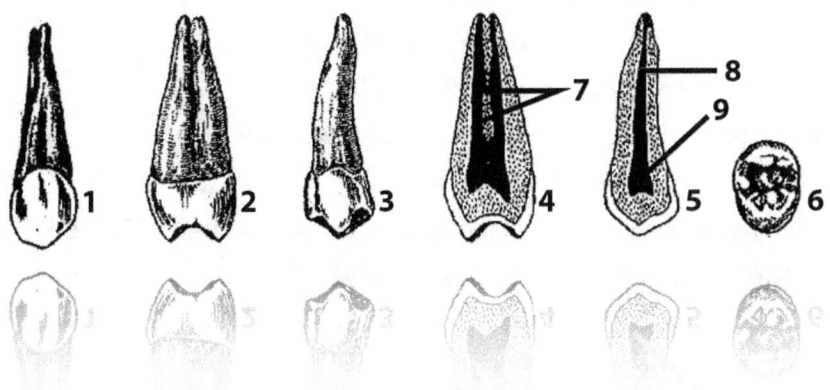

Рис. 38 Первый нижний премоляр (правый) 518 016 949 148:

1 – вестибулярная поверхность 491 679 318 541
2 – мезиальная поверхность 549 361 819 497
3 – лингвальная поверхность 469 817 318 541
4 – внутренний вид зуба в вестибуло-лингвальной плоскости 918 541 219 678
5 – внутренний вид зуба в медио-дистальной плоскости 814 319 898 514
6 – жевательная поверхность 518 618 319 714
7 – канал корня зуба 589 491 319 614
8 – пульпа корня 214 819 318 617
9 – пульпа коронки 914 218 519 641

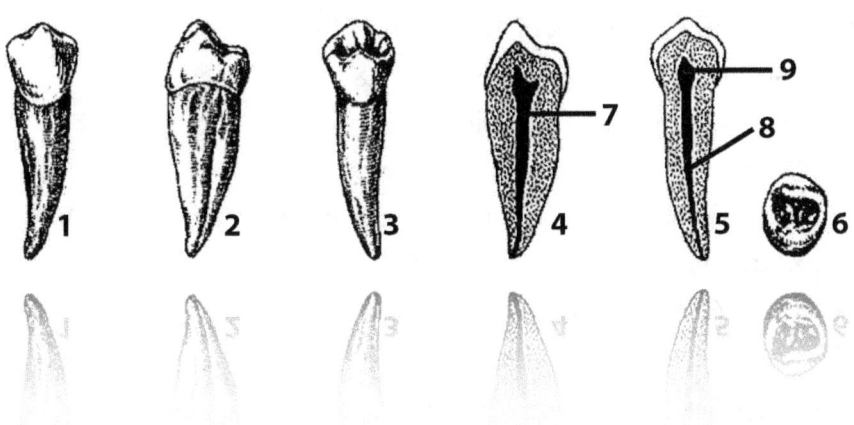

Рис. 39 Второй нижний премоляр (правый) 514 817 316 498:

1 – вестибулярная поверхность 698 517 319 641

2 – мезиальная поверхность 498 549 617 218

3 – лингвальная поверхность 894 317 218 491

4 – внутренний вид зуба в вестибуло-лингвальной плоскости 469 518 519 641

5 – внутренний вид зуба в медио-дистальной плоскости 898 416 019 848

6 – жевательная поверхность 841 319 718 491

7 – канал корня зуба 198 741 894 848

8 – пульпа корня 168 571 219 491

9 – пульпа коронки 371 549 619 814

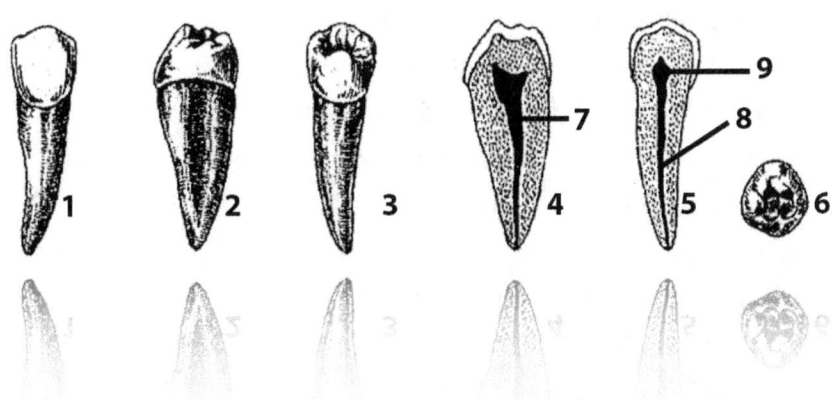

Рис. 40 Первый верхний моляр (правый) 369 481 319 478:
1 – вестибулярная поверхность 491 614 718 541
2 – мезиальная поверхность 849 516 219 491
3 – лингвальная поверхность 684 517 919 486
4 – внутренний вид зуба в вестибуло-лингвальной плоскости 584 619 319 814
5 – жевательная поверхность 714 318 519 491
6 – каналы корней зуба 584 168 319 817
7 – пульпа корня 849 516 914 971
8 – пульпа коронки 318 619 819 498

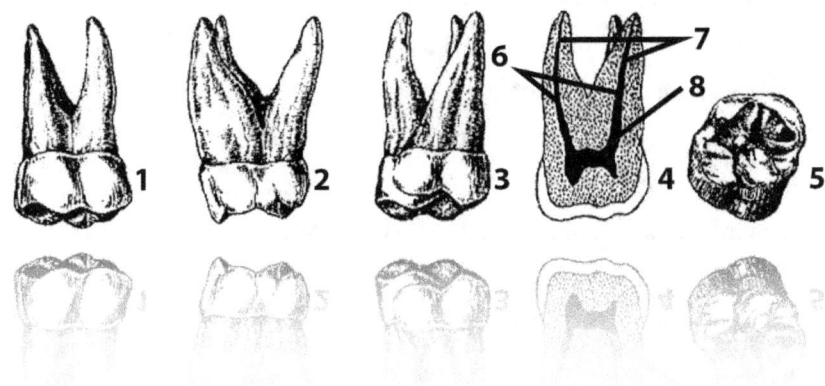

Рис. 41 Второй верхний моляр (правый) 548 491 478 694:

1 – вестибулярная поверхность 984 316 219 491
2 – мезиальная поверхность 894 518 319 491
3 – лингвальная поверхность 914 816 317 498
4 – внутренний вид зуба в вестибуло-лингвальной плоскости 467 548 919 814
5 – жевательная поверхность 214 391 898 491
6 – каналы корней зуба 316 598 368 498
7 – пульпа корня 648 718 598 647
8 – пульпа коронки 894 517 219 498

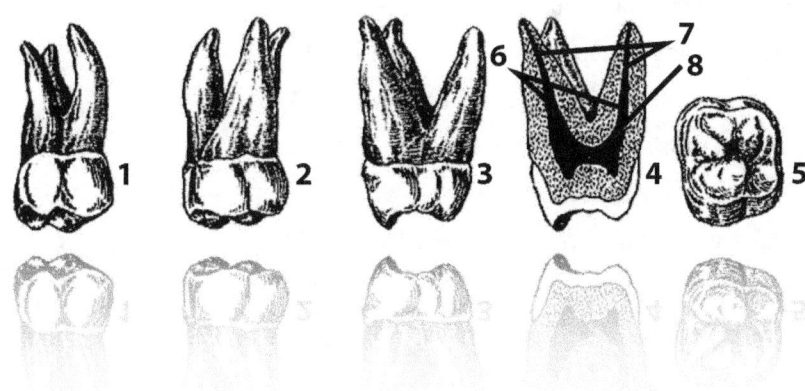

Рис. 42 Третий верхний моляр (правый) 498 516 318 914:
1 – вестибулярная поверхность 618 317 319 641
2 – мезиальная поверхность 689 064 194 818
3 – лингвальная поверхность 549 618 598 641
4 – внутренний вид зуба в вестибуло-лингвальной плоскости 594 198 574 891
5 – жевательная поверхность 648 591 318 498
6 – каналы корней зуба 491 684 898 718
7 – пульпа корня 964 717 988 149
8 – пульпа коронки 691 948 584 161

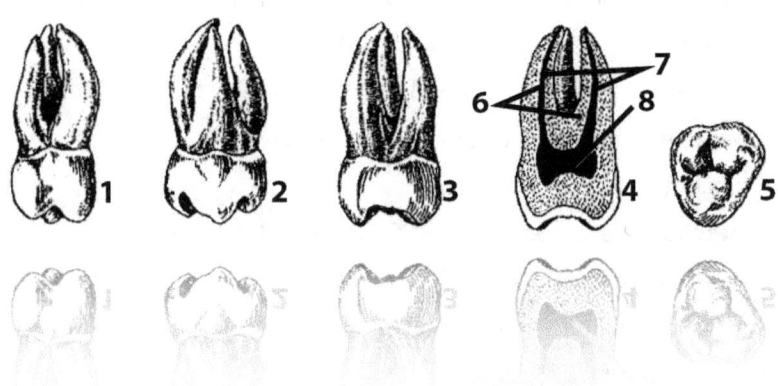

Рис. 43 Первый нижний моляр (правый) 518 495 319 816:

1 – вестибулярная поверхность 319 681 519 894
2 – мезиальная поверхность 594 895 619 548
3 – лингвальная поверхность 694 171 218 541
4 – внутренний вид зуба в вестибуло-лингвальной плоскости 549 614 318 541
5 – жевательная поверхность 364 918 598 714
6 – каналы корней зуба 398 617 218 541
7 – пульпа корня 368 914 898 516
8 – пульпа коронки 319 891 498 516

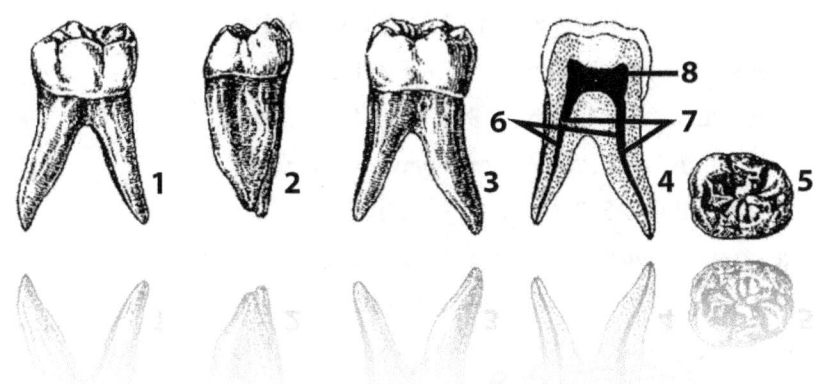

Рис. 44 Второй нижний моляр (правый) 519 814 317 984:

1 – вестибулярная поверхность 419 815 319 641

2 – мезиальная поверхность 498 316 318 541

3 – лингвальная поверхность 398 814 516 817

4 – внутренний вид зуба в вестибуло-лингвальной плоскости 648 512 319 649

5 – жевательная поверхность 504 194 981 369

6 – каналы корней зуба 894 016 598 641

7 – пульпа корня 897 491 219 896

8 – пульпа коронки 649 197 598 621

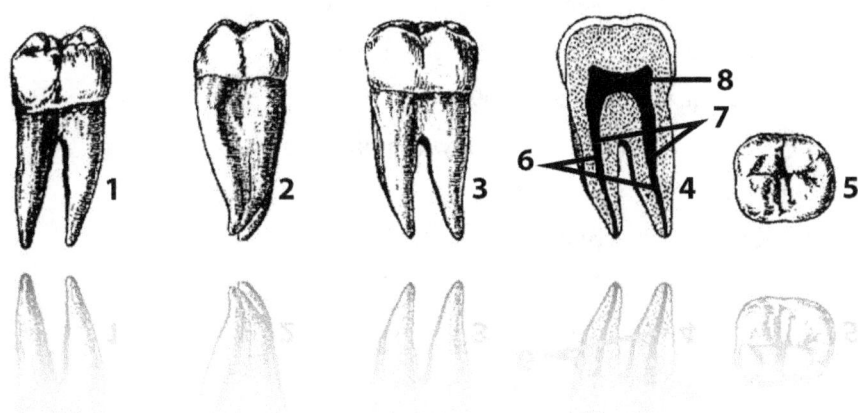

Рис. 45 Третий нижний моляр (правый) 541 219 016 898:
1 – вестибулярная поверхность 617 218 219 491
2 – мезиальная поверхность 694 817 219 497
3 – лингвальная поверхность 694 181 364 971
4 – внутренний вид зуба в вестибуло-лингвальной плоскости 598 564 319 916
5 – жевательная поверхность 948 516 218 949
6 – каналы корней зуба 319 491 819 647
7 – пульпа корня 384 161 219 491
8 – пульпа коронки 489 516 219 496

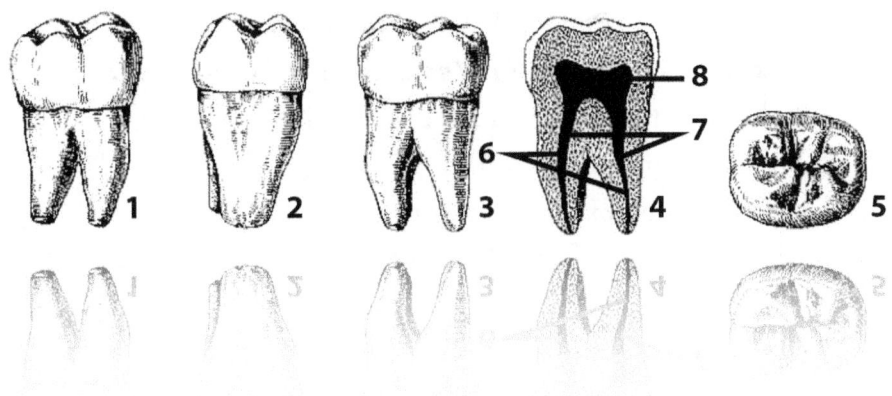

Рис. 46 Молочный резец,
медиальный, верхний (правый) 491 518 614 917:

1 – вестибулярная поверхность 549 618 219 814
2 – мезиальная поверхность 497 148 684 598
3 – лингвальная поверхность 248 379 064 898
4 – режущая поверхность 491 897 319 648

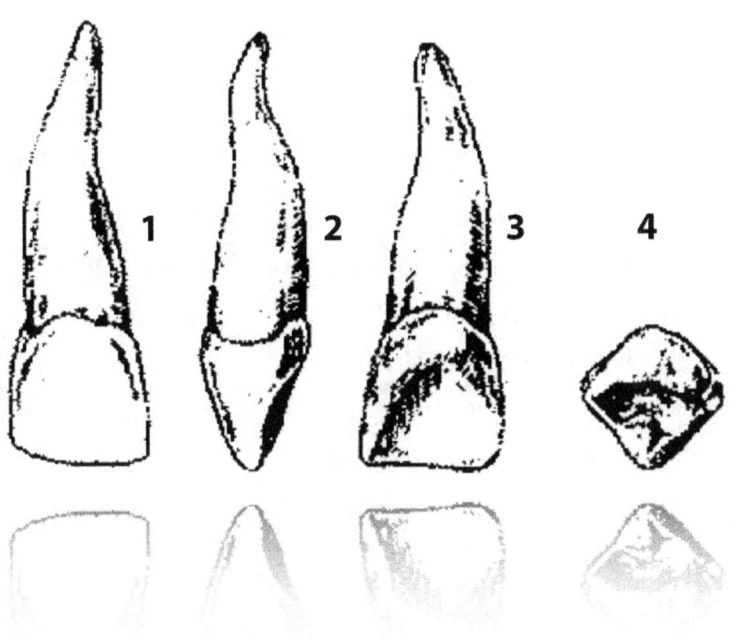

Рис. 47 Молочный резец,
латеральный, верхний (правый) 514 218 919 648:
1 – вестибулярная поверхность 894 161 917 219
2 – мезиальная поверхность 619 517 319 498
3 – лингвальная поверхность 689 142 398 191
4 – режущая поверхность 218 589 649 171

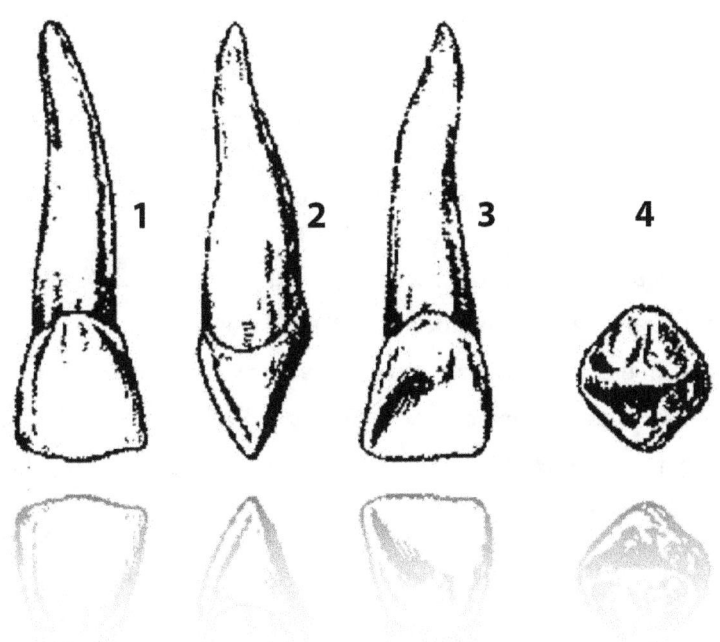

© Грабовой Г.П. 2002

Рис. 48 Молочный резец,
медиальный, нижний (правый) 584 917 219 498:

1 – вестибулярная поверхность 514 817 219 648
2 – мезиальная поверхность 491 318 598 641
3 – лингвальная поверхность 461 598 597 681
4 – режущая поверхность 364 891 989 641

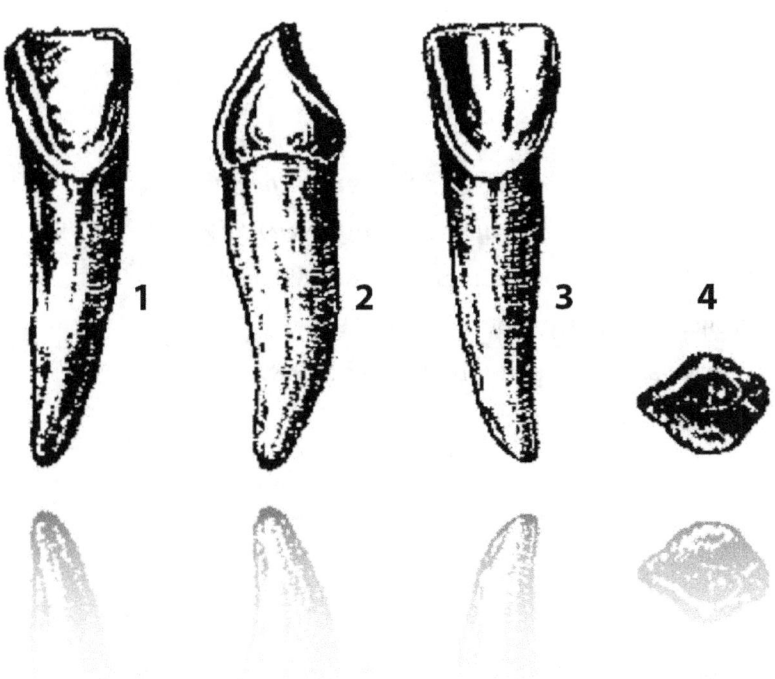

Рис. 49 Молочный резец, латеральный, нижний (правый) 549 817 219 491:
1 – вестибулярная поверхность 589 314 898 614
2 – мезиальная поверхность 386 149 948 511
3 – лингвальная поверхность 064 018 549 898
4 – режущая поверхность 414 818 619 710

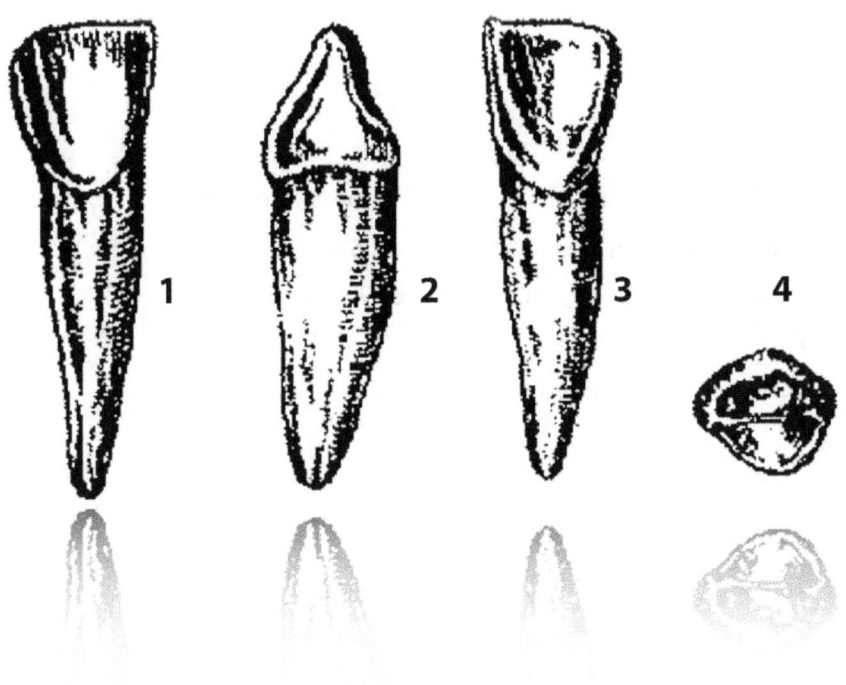

Рис. 50 Молочный клык, верхний (правый) 498 691 798 541:
1 – вестибулярная поверхность 461 318 518 491
2 – мезиальная поверхность 498 641 319 814
3 – лингвальная поверхность 467 891 218 541
4 – режущая поверхность 318 491 819 617

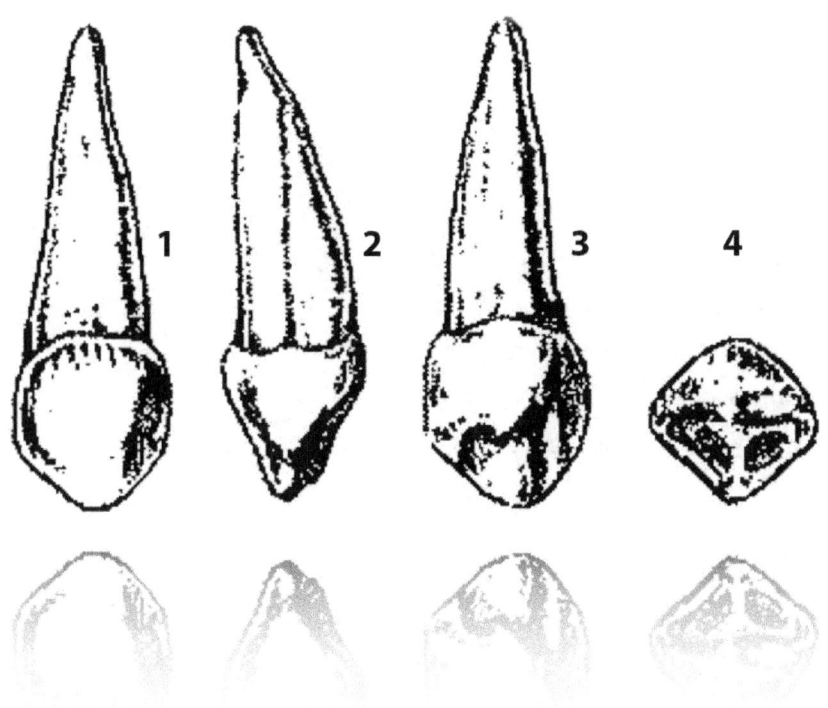

Рис. 51 Молочный клык, нижний (правый) 619 317 218 491:
1 – вестибулярная поверхность 218 491 319 614
2 – мезиальная поверхность 214 817 218 316
3 – лингвальная поверхность 648 517 219 491
4 – режущая поверхность 314 817 219 617

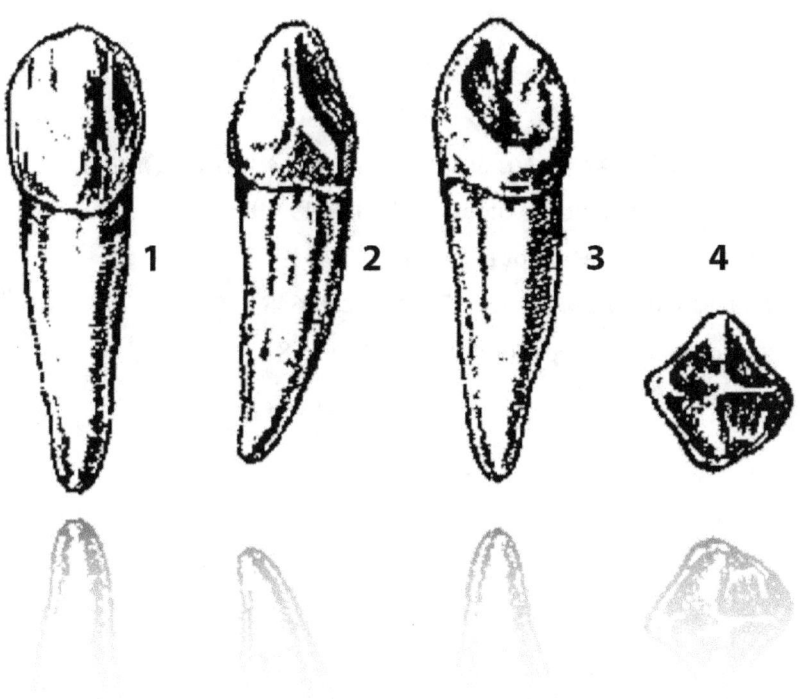

Рис. 52 Молочный моляр первый, верхний (правый):
1 – вестибулярная поверхность 491 718 519 497
2 – мезиальная поверхность 519 491 619 819
3 – лингвальная поверхность 594 817 219 648
4 – жевательная поверхность 948 218 319 681

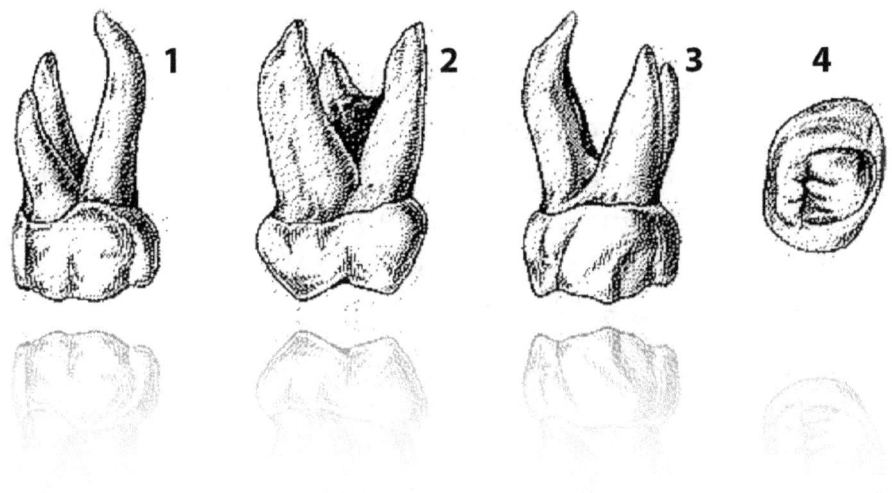

Рис. 53 Молочный моляр, второй, верхний (правый) 594 168 319 491:

1 – вестибулярная поверхность 619 518 219 491
2 – мезиальная поверхность 469 518 319 641
3 – лингвальная поверхность 584 316 589 491
4 – жевательная поверхность 891 498 319 617

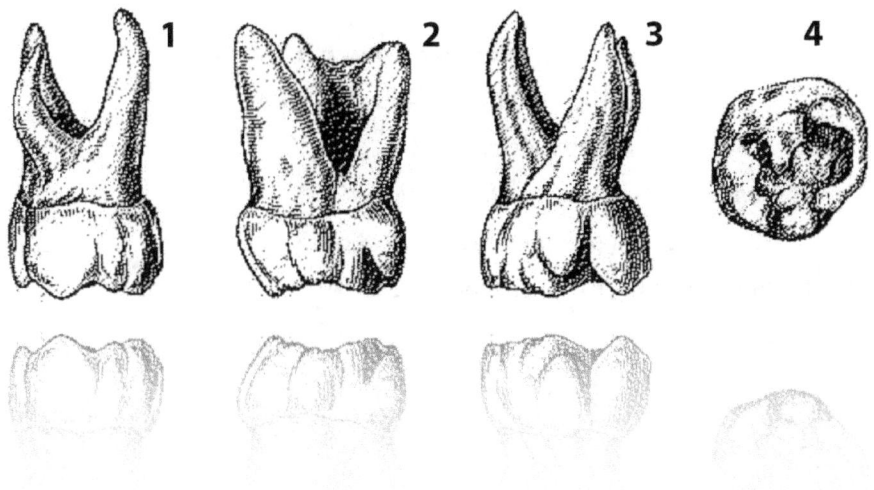

Рис. 54 Молочный моляр первый, нижний (правый) 491 318 519 491:

1 – вестибулярная поверхность 614 817 219 817
2 – мезиальная поверхность 486 519 719 491
3 – лингвальная поверхность 801 698 598 641
4 – жевательная поверхность 894 219 319 810

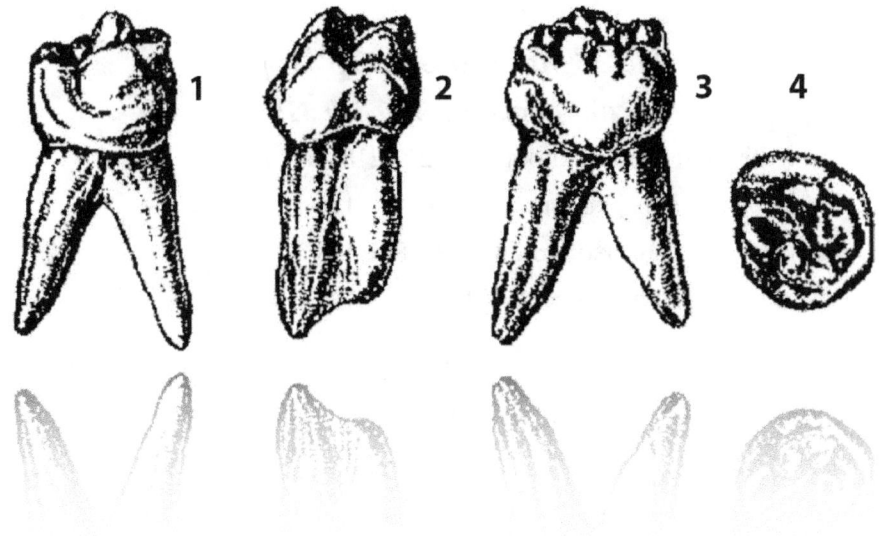

Рис. 55 Молочный моляр второй, нижний (правый) 916 849 319 496:

1 – вестибулярная поверхность 514 217 218 494
2 – мезиальная поверхность 584 564 819 718
3 – лингвальная поверхность 496 549 891 548
4 – жевательная поверхность 649 817 918 491

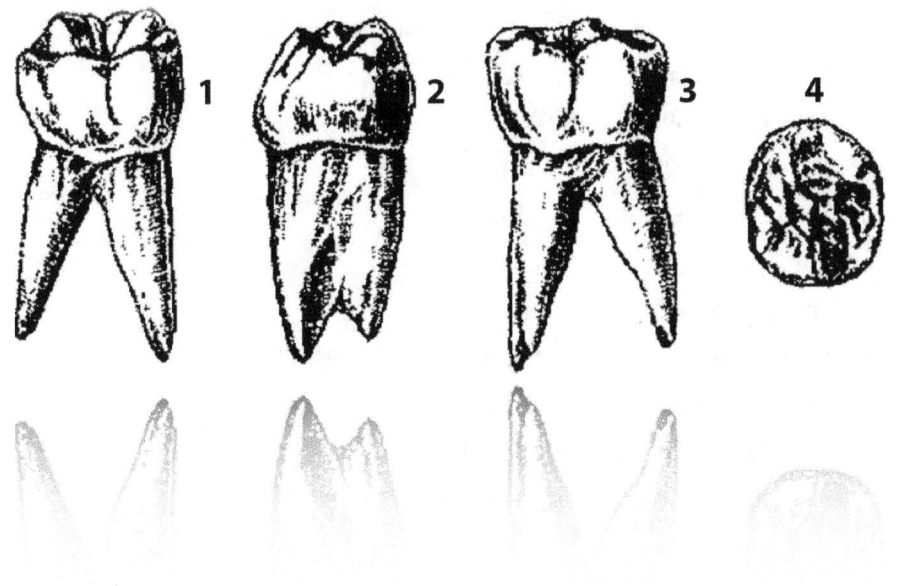

Органы ротовой полости

Рис. 56 Губа 498 718 494 814:

1 – внутренняя сторона губы (ротовая полость) 496 849 316 714
2 – подслизистая 498 516 219 314
3 – слизистая 589 641 218 549
4 – вермилион 598 714 219 674
5 – губная артерия 598 541 219 491
6 – круговая мышца рта 548 321 818 221
7 – эпидермис 598 718 889 888
8 – подкожно-жировая клетчатка 594 817 549 164
9 – вкусовые железы 198 016 219 491
10 – слюнные железы 584 106 294 647
11 – внешняя сторона губы (кожа) 319 891 498 647

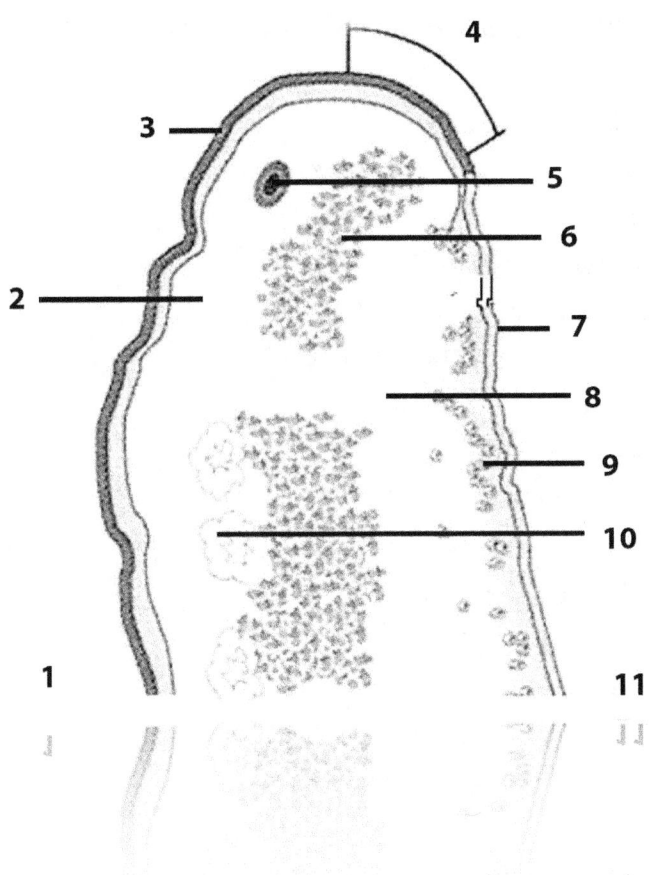

Рис. 57 Полость рта и зев 489 461 319 891:

1 – верхняя зубная дуга 514 618 519 714

2 – шов нёба 318 549 219 641

3 – нёбно-глоточная дужка 549 174 819 714

4 – нёбная миндалина 514 218 319 671

5 – нёбно-язычная дужка 479 604 594 219

6 – спинка языка 489 617 218 481

7 – нижняя зубная дуга 518 317 219 416

8 – нижняя губа 549 618 317 491

9 – зев 584 317 894 517

10 – спайка губ 584 316 318 497

11 – язычек (нёбный) 314 841 219 647

12 – мягкое нёбо 549 561 718 649

13 – твердое нёбо 564 817 219 481

14 – верхняя губа 314 816 319 471

15 – бугорок верхней губы 648 716 498 721

16 – губной желобок 642 148 894 216

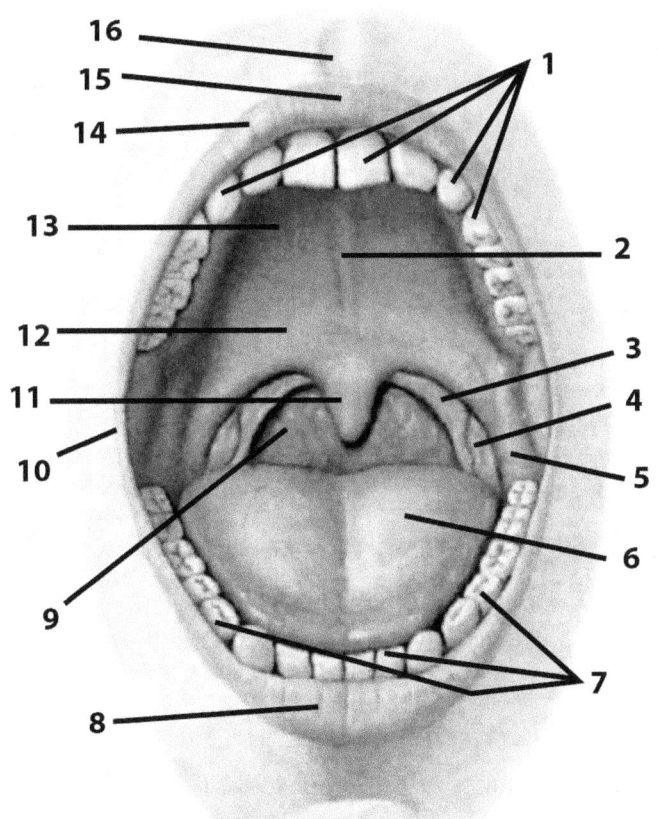

© Грабовой Г.П. 2002

127

Рис. 58 Полость рта 498 641 918 974 (Вид спереди. Язык поднят. Материя под слизистой оболочкой):

1 – уздечка верхней губы 498 691 719 497

2 – десна верхней челюсти 898 691 319 497

3 – передняя язычная железа 486 194 718 541

4 – язычный нерв 214 318 714 818

5 – нижняя продольная мышца (языка) 319 648 319 781

6 – уздечка языка 316 584 219 671

7 – подъязычная железа 849 671 219 371

8 – поднижнечелюстной проток 896 318 316 948

9 – десна нижней челюсти 519 318 219 641

10 – уздечка нижней губы 318 364 891 871

11 – подъязычный сосочек 894 217 248 564

12 – дно (диафрагма) рта 548 612 016 498

13 – подъязычная складка 421 649 198 791

14 – нижняя поверхность языка 219 064 284 714

15 – бахромчатая складка 891 316 219 714

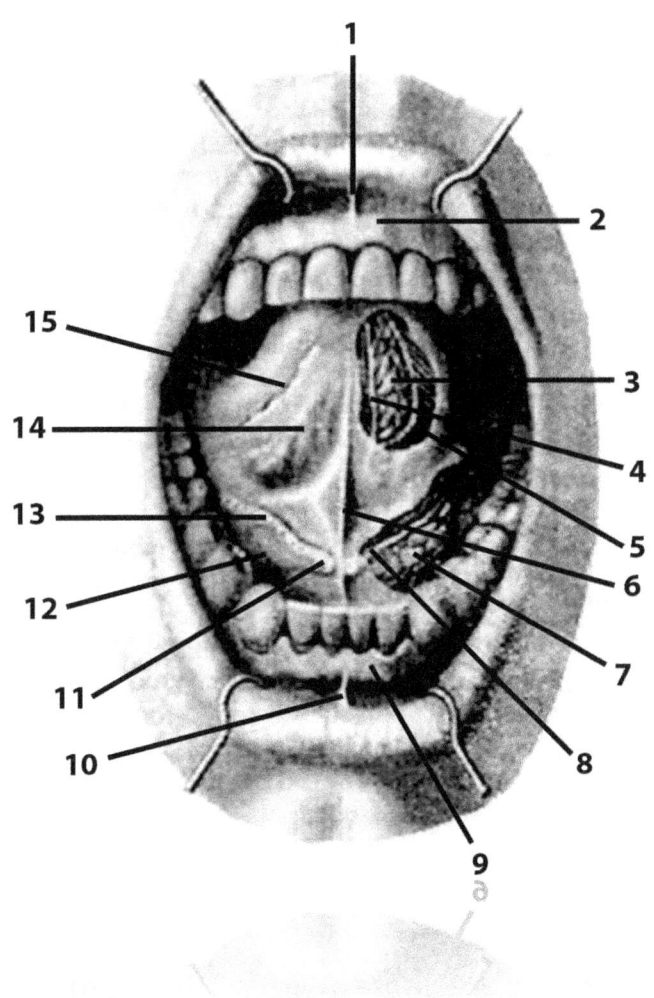

© Грабовой Г.П. 2002

Рис. 59 Язык 398 716 219 841:

1 – нёбная миндалина 514 218 319 671
2 – язычная миндалина 498 791 648 219
3 – листовидные сосочки 418 644 319 515
4 – нитевидные сосочки 589 617 298 471
5 – желобовидные сосочки 891 319 481 617
6 – грибовидные сосочки 314 218 914 888

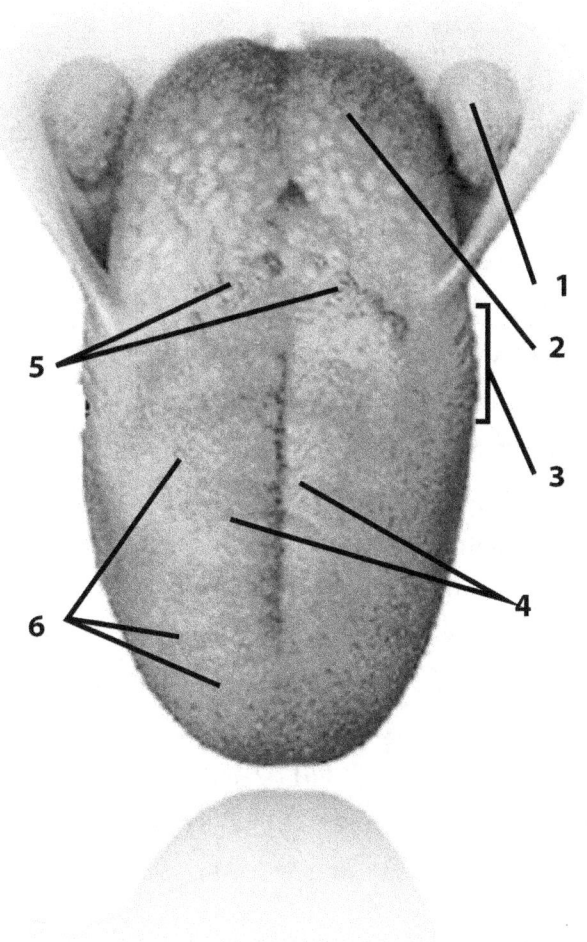

Жевательная и мимическая мускулатура

Рис. 60 Мышцы языка 594 218 598 641 (Вид справа. Материя за правой половиной нижней и верхней челюстей):

1 – нёбно-язычная мышца 194 891 319 491

2 – мягкое нёбо 549 561 718 649

3 – язык 398 716 219 841

4 – твердое нёбо 564 817 219 481

5 – нижняя челюсть (часть рисунка) 514 712 814 312

6 – подбородочно-язычная мышца 218 614 319 718

7 – нижняя продольная мышца (языка) 319 648 319 781

8 – подъязычная кость 549 316 219 841

9 – срединная щитоподъязычная связка 598 617 219 641

10 – щитовидный хрящ 549 891 364 218

11 – нижний констриктор глотки 584 216 234 271

12 – щитоподъязычная мембрана 584 691 219 478

13 – хрящеязычная мышца 594 281 319 641

14 – подъязычно-язычная мышца 814 316 498 384

15 – средний констриктор глотки 548 314 894 851

16 – шилоязычная мышца 584 391 314 891

17 – шилоглоточная мышца 598 617 218 491

18 – шилоподъязычная связка 584 217 278 061

19 – верхний констриктор глотки 348 541 618 714

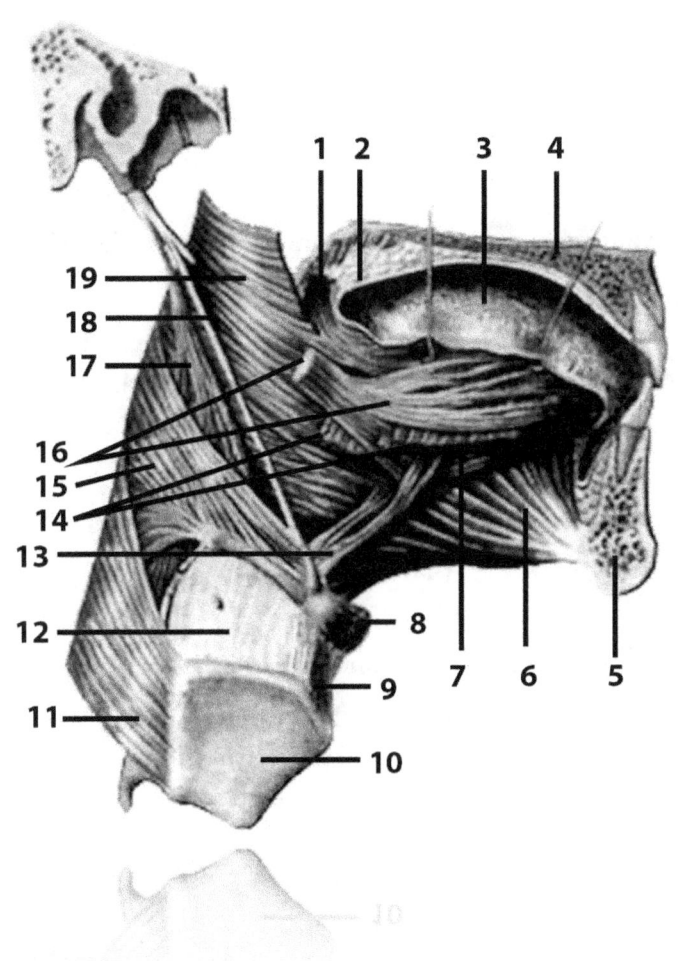

Поверхностные мимические мышцы головы 219 317 914 817
(часть 1 рис. 102)

Мимические мышцы (вид спереди) 598 641 398 719
(часть 1 рис. 103)

Глубокие мимические мышцы 328 721 428 919
(часть 1 рис. 104)

Жевательные мышцы 519 314 819 214
(часть 1 рис. 105)

Височно-нижнечелюстной сустав

Рис. 61 Височно-нижнечелюстной сустав (сагиттальная проекция):

1 – суставной (мыщелковый) отросток нижней челюсти 891 319 898 789

2 – головка нижней челюсти 548 321 848 721

3 – суставная капсула 498 641 718 491

4 – наружный слуховой проход 519 421 919 811

5 – суставной (внутрисуставной) диск 894 516 219 497

6 – нижнечелюстная ямка 558 912 918 222

7 – суставной бугорок 288 412 298 322

8 – латеральная крыловидная мышца 219 214 319 214

9 – височный отросток скуловой кости 694 171 219 548

10 – венечный отросток нижней челюсти 528 317 918 228

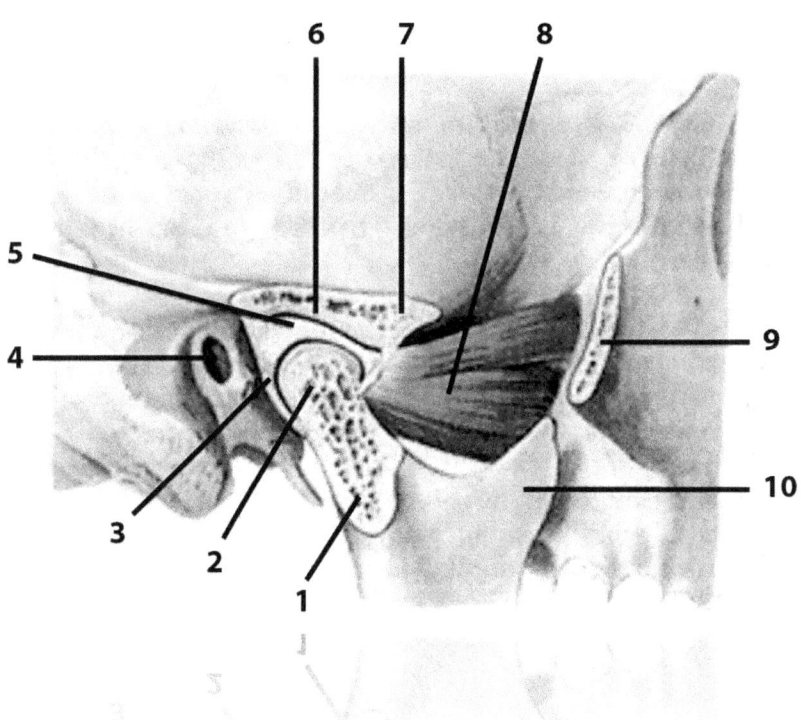

Рис. 62 Связки височно-нижне-челюстного сустава 819 491 319 848 (вид с медиальной стороны):

1 – латеральная связка (височно-нижнечелюстного сустава) 519 647 218 541
2 – капсула височно-нижнечелюстного сустава 498 641 718 491
3 – клиновидно-нижнечелюстная связка 584 317 219 497
4 – шило-нижнечелюстная связка 898 514 518 316
5 – отверстие нижней челюсти 489 201 319 871
6 – скуловая дуга 528 317 918 917
7 – клиновидная пазуха 584 217 319 841
8 – гипофизарная ямка (турецкого седла) 519 317 919 218

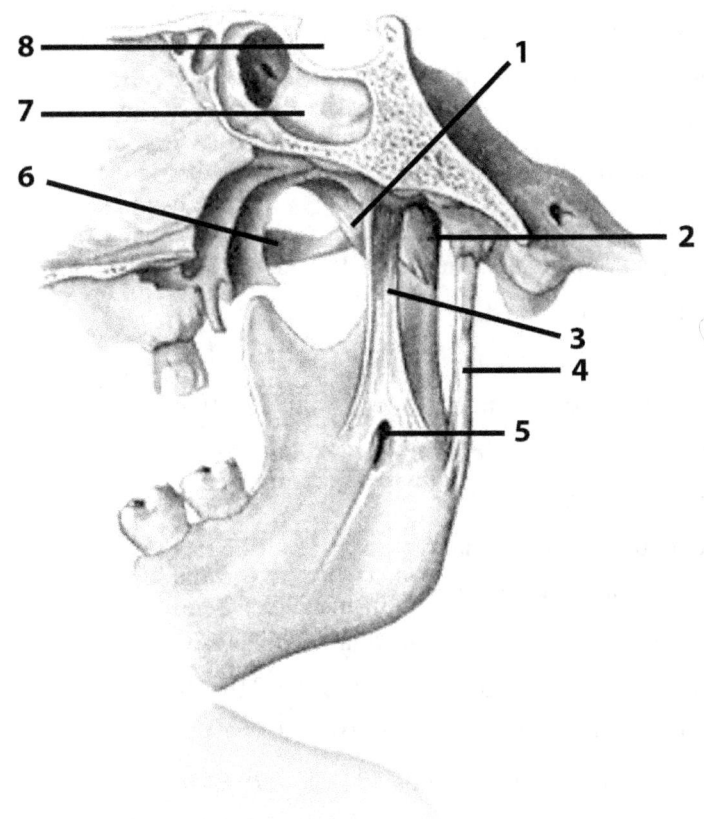

Железы преддверия и полости рта 498 617 219 491

Рис. 63 Железы преддверия и полости рта 498 617 219 491
(вид справа):

1 – околоушная железа 194 817 219 418

2 – околоушный проток 218 491 619 317

3 – добавочная околоушная железа 514 816 719 497

4 – щёчная мышца 549 317 849 217

5 – молярные железы 514 817 219 498

6 – щёчные железы 548 742 819 461

7 – губные железы 548 649 319 817

8 – верхняя губа 314 816 319 471

9 – язык 398 716 219 841

10 – передняя язычная железа 486 194 718 541

11 – нижняя губа 549 618 317 491

12 – подъязычный сосочек 894 316 598 718

13 – большой подъязычный проток 548 717 219 418

14 – малые подъязычные протоки 498 641 318 374

15 – нижняя челюсть 514 712 814 312

16 – подбородочно-язычная мышца 218 614 319 718

17 – подъязычная железа 849 671 219 371

18 – челюстно-подъязычная мышца 498 541 316 841

19 – поднижнечелюстной проток 896 318 316 948

20 – поднижнечелюстная железа 498 714 319 481

21 – шило-подъязычная мышца 594 217 298 647

22 – заднее брюшко двубрюшной мышцы 316 849 918 716

23 – задняя язычная железа 314 849 216 371

24 – нижняя челюсть 514 712 814 312

25 – жевательная мышца 598 712 918 212

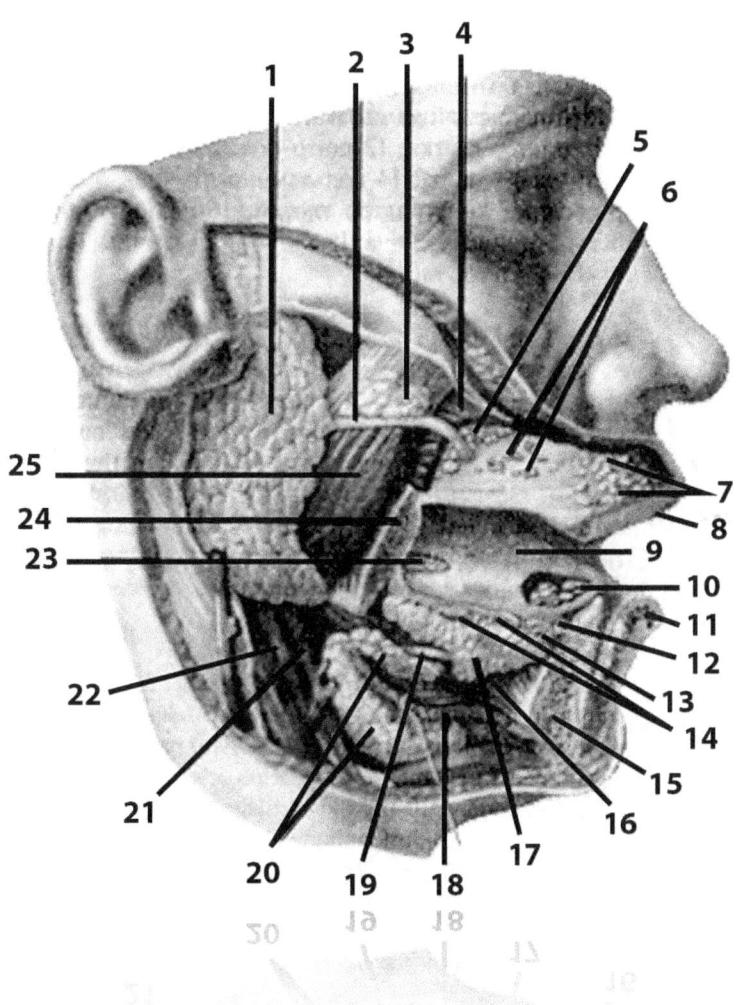

141

ПОЗВОНОЧНИК. СОЕДИНЕНИЯ, СВЯЗКИ И МЫШЦЫ ПОЗВОНОЧНИКА
Позвоночный столб 214 217 000 819
(продолжение) (часть 1 рис. 62)

Рис. 64 Позвоночный столб 214 217 000 819 (продолжение):

А – Физиологические изгибы позвоночника 598 614 818 017
Первичные изгибы 319 892 964 718
2 – грудной кифоз 379 491 814 219
4 – крестцовый кифоз 598 061 719 898
Вторичные изгибы 598 718 419 061
1 – шейный лордоз 898 716 919 041
4 – поясничный лордоз 584 061 718 910
Б – Позвоночный канал 521 314 818 214

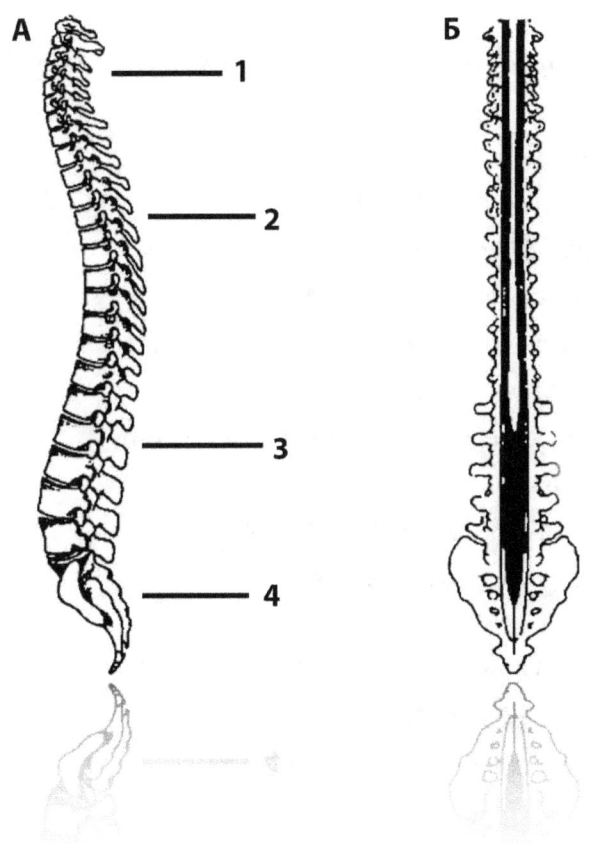

ПОЗВОНКИ 498 641 319 048

Рис. 65 Первый шейный позвонок (атлант) 914 816 978 496:

А – вид сверху

Б – вид снизу

1 – задний бугорок 894 217 319 498

2 – задняя дуга 894 617 319 497

3 – позвоночное отверстие 864 914 898 516

4 – борозда позвоночной артерии 749 891 218 641

5 – верхняя суставная ямка 598 691 219 674

6 – поперечное отверстие (отверстие поперечного отростка) 649 581 219 697

7 – поперечный отросток 584 316 918 581

8 – латеральная масса 648 719 218 541

9 – ямка зуба 694 197 289 471

10 – передний бугорок 319 691 218 712

11 – передняя дуга 649 171 218 641

12 – нижняя суставная ямка 598 317 294 817

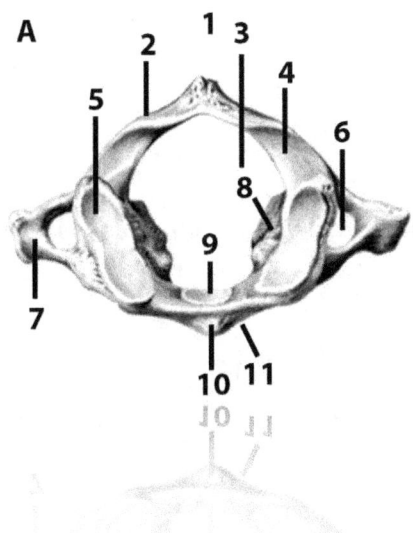

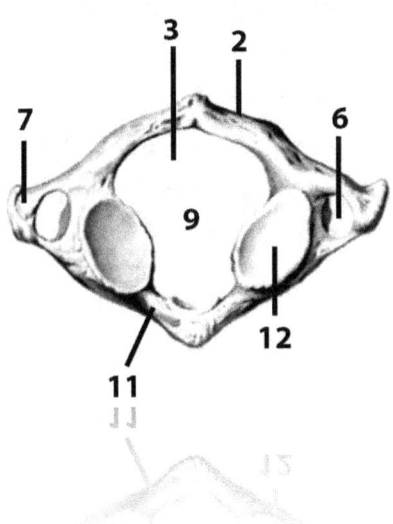

© Грабовой Г.П. 2002

Рис. 66 Второй шейный позвонок (осевой) 794 218 849 617:

А – вид спереди

Б – вид сбоку

1 – зуб осевого позвонка 598 314 219 617

2 – передняя суставная поверхность 698 591 219 491

3 – тело позвонка 598 674 218 514

4 – верхний суставной отросток 589 491 218 641

5 – поперечный отросток 698 371 294 811

6 – нижний суставной отросток 541 319 894 361

7 – дуга позвонка 898 561 219 364

8 – остистый отросток 581 319 619 714

9 – задняя суставная поверхность 598 612 819 498

10 – поперечное отверстие (отверстие поперечного отростка) 594 612 898 714

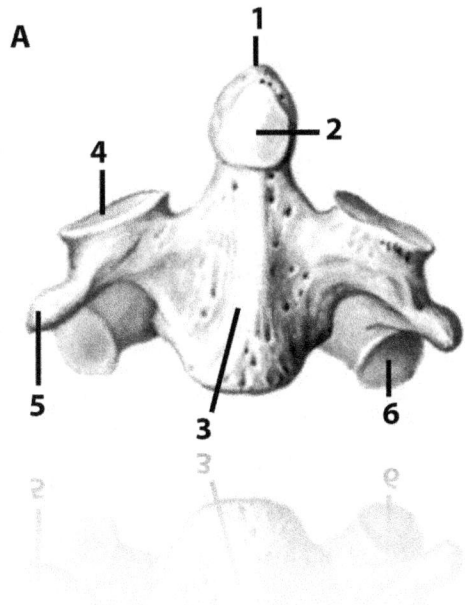

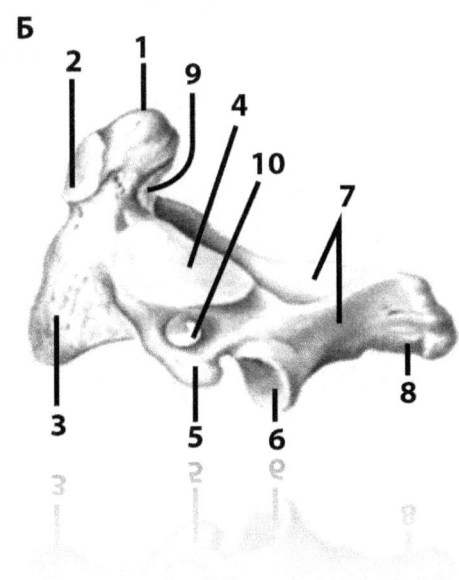

Рис. 67 Шейный позвонок
(III – VI шейные позвонки) 498 317 218 641:

А – вид спереди

Б – вид сверху

1 – остистый отросток 514 217 218 684

2 – позвоночное отверстие 319 648 281 317

3 – дуга позвонка 094 701 278 649

4 – верхний суставной отросток 894 361 219 897

5 – поперечный отросток 698 317 298 641

6 – задний бугорок поперечного отростка 550 694 931 074

7 – передний бугорок поперечного отростка 894 171 219 647

8 – поперечное отверстие (отверстие поперечного отростка) 589 316 298 649

9 – тело позвонка 368 174 289 691

10 – нижний суставной отросток 519 581 314 891

11 – борозда спинномозгового нерва 649 718 219 417

12 – крючок тела 689 517 219 618

13 – верхняя позвоночная вырезка 216 541 319 714

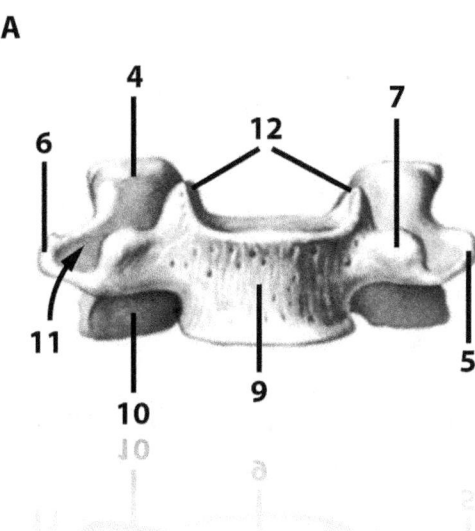

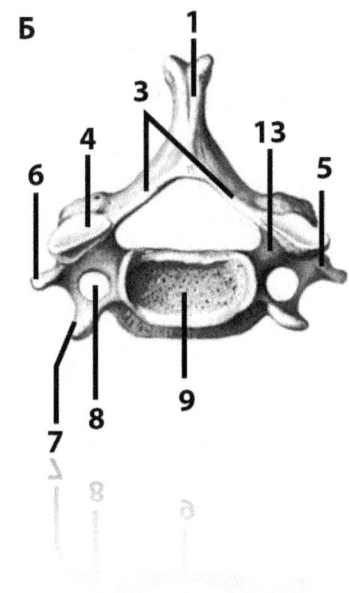

© Грабовой Г.П. 2002

Рис. 68 Седьмой шейный позвонок: 319 648 519 647:

А – вид сбоку

Б – вид сверху

1 – верхний суставной отросток 584 216 549 617

2 – верхняя позвоночная вырезка 594 691 798 714

3 – тело позвонка 918 694 319 896

4 – поперечный отросток 698 712 319 641

5 – нижняя позвоночная вырезка 549 598 694 714

6 – нижний суставной отросток 548 217 219 691

7 – остистый отросток 591 316 214 278

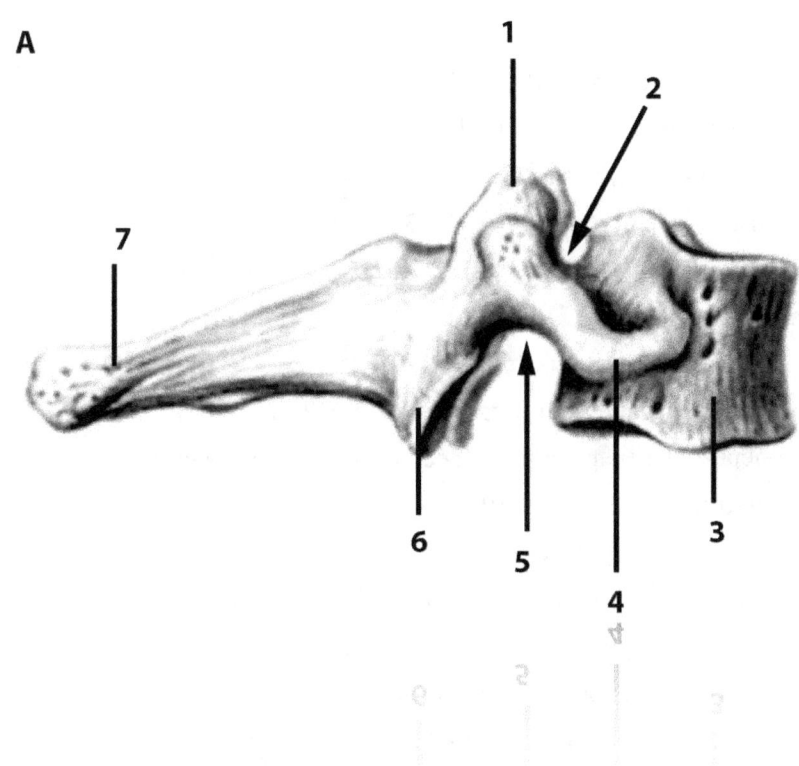

Рис. 69 Грудной позвонок 542 317 212 227:

А – вид сверху

Б – вид сбоку

1 – остистый отросток 518 617 218 141

2 – дуга позвонка 648 549 819 712

3 – поперечный отросток 598 642 319 811

4 – позвоночное отверстие 798 621 319 416

5 – ножка дуги позвонка 498 317 218 217

6 – тело позвонка 517 219 319 617

7 – верхняя реберная ямка 549 312 814 212

8 – верхний суставной отросток 219 715 319 215

9 – поперечная реберная ямка (реберная ямка поперечного отростка) 821 319 921 819

10 – пластинка дуги позвонка 514 218 619 719

11 – верхняя позвоночная вырезка 598 641 398 011

12 – нижняя реберная ямка 019 712 219 312

13 – нижняя позвоночная вырезка 512 314 812 214

14 – нижний суставной отросток 528 644 328 016

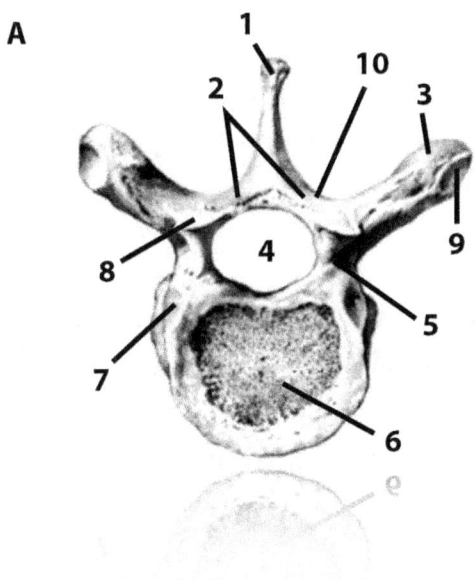

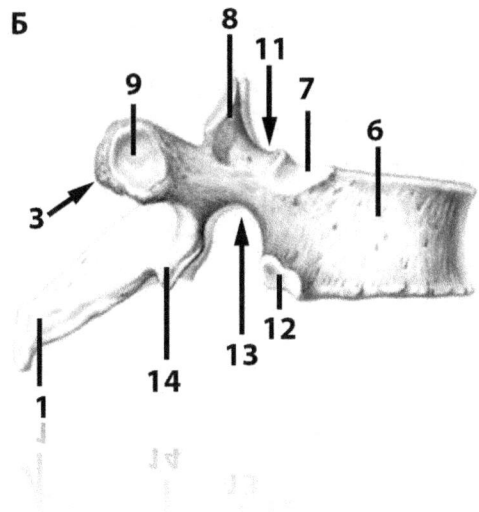

© Грабовой Г.П. 2002

Рис. 70 XII Грудной позвонок (XI и XII грудные позвонки) (вид сбоку) 496 819 318 514:

1 – остистый отросток 314 815 619 718
2 – поперечный отросток 218 316 514 471
3 – тело позвонка 364 819 519 614
4 – реберная ямка 818 542 617 218
5 – верхний суставной отросток 514 618 019 008
6 – верхняя позвоночная вырезка 194 691 298 511
7 – нижняя позвоночная вырезка 584 317 218 584
8 – нижний суставной отросток 549 613 219 814
9 – добавочный отросток 319 684 218 514
10 – сосцевидный отросток 819 617 218 419

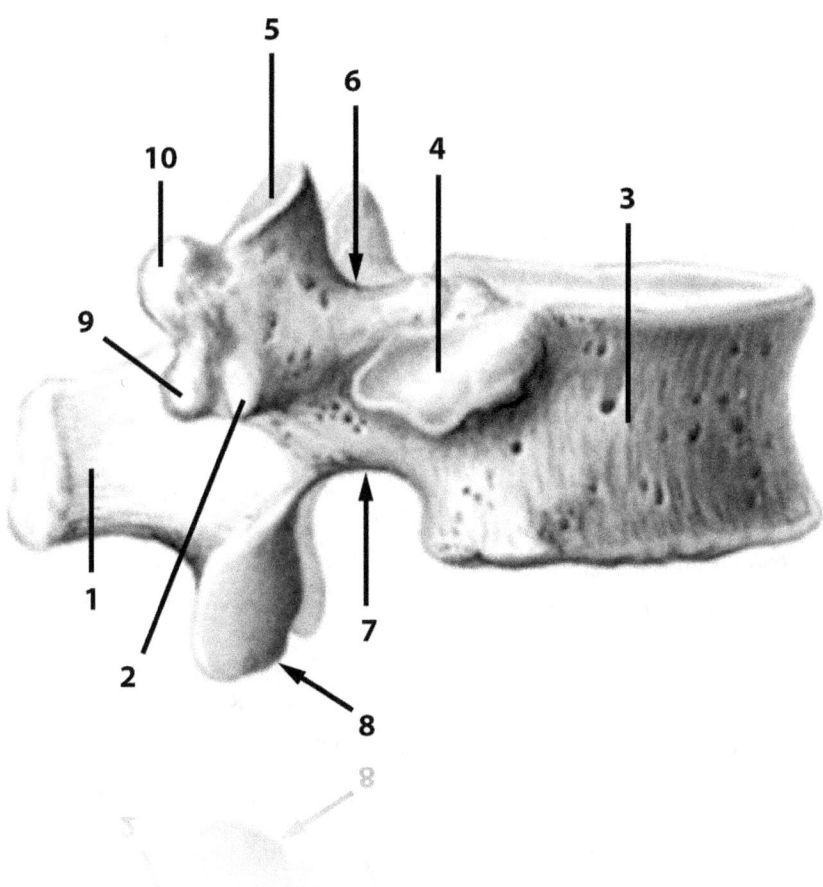

Рис. 71 Поясничный позвонок 618 513 219 418:

А – вид сверху

Б – вид сбоку

В – вид сзади

1 – остистый отросток 513 219 813 919

2 – дуга позвонка 391 498 016 217

3 – нижний суставной отросток 549 316 218 494

4 – верхний суставной отросток 519 617 299 017

5 – сосцевидный отросток 918 217 319 817

6 – добавочный отросток 518 431 219 917

7 – реберный отросток 317 814 214 917

8 – позвоночное отверстие 828 317 918 217

9 – ножка дуги позвонка 498 317 218 217

10 – тело позвонка 598 641 319 071

11 – верхняя позвоночная вырезка 518 491 316 498

12 – нижняя позвоночная вырезка 549 617 219 811

13 – позвоночное отверстие (проекция отверстия) 828 317 918 217

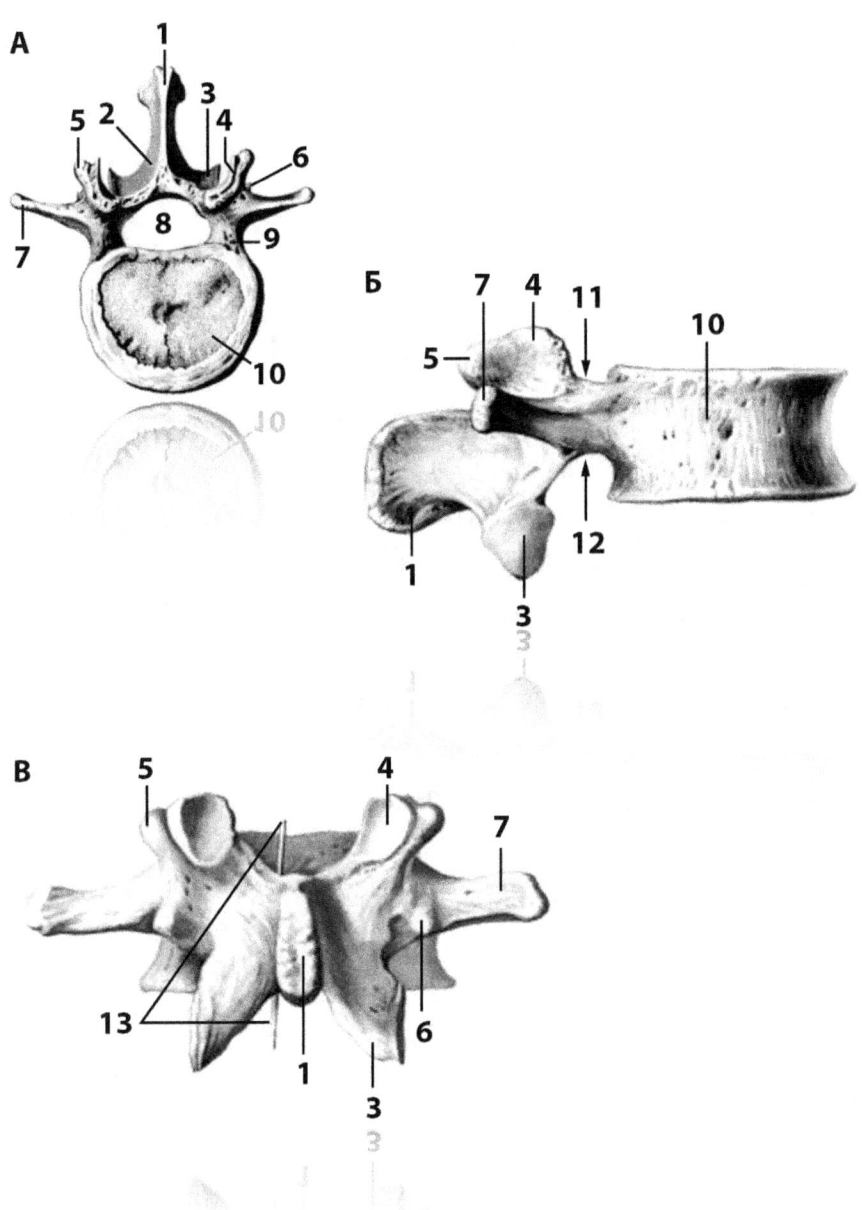

Рис. 72 Крестец 514 716 814 226
(вид спереди, тазовая поверхность):

1 – основание крестца 519 614 319 812
2 – верхний суставной отросток 519 328 919 228
3 – латеральная часть 319 712 919 212
4 – поперечные линии 428 213 328 333
5 – передние крестцовые отверстия 489 213 217 289
6 – верхушка крестца 408 217 229 327
7 – крестцовое крыло 519 618 514 217
8 – крестцовые позвонки 584 317 218 498

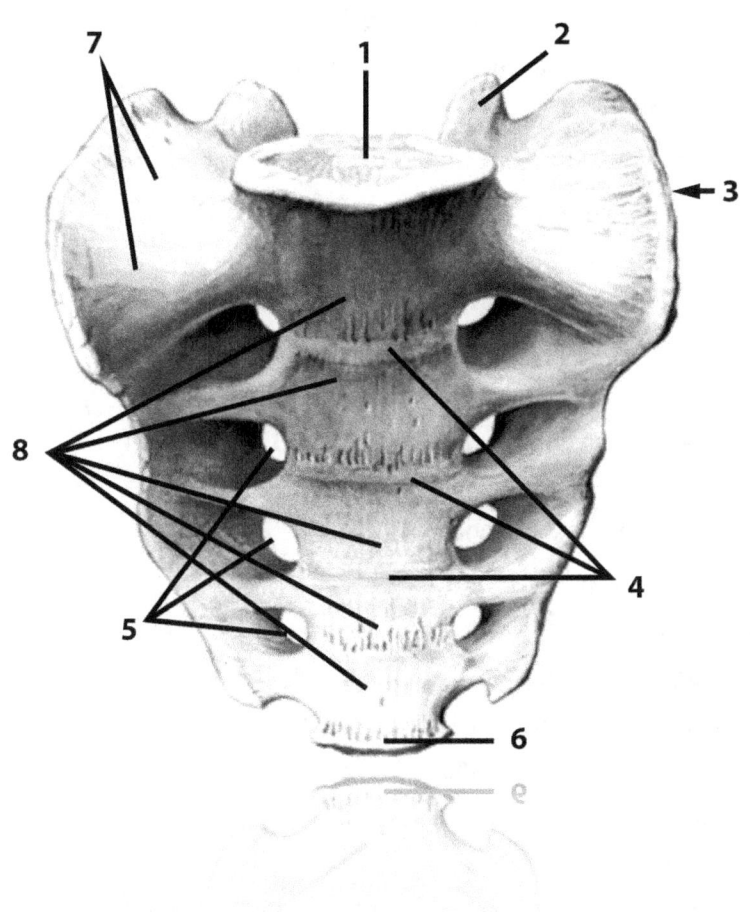

Рис. 73 Крестец 514 716 814 226:

А – вид сзади (дорсальная поверхность)

Б – вид сбоку

В – внутренний вид в срединно-продольной плоскости

1 – крестцовый канал (верхнее отверстие) 594 647 289 391

2 – верхний суставной отросток 519 328 919 228

3 – крестцовая бугристость 498 316 219 471

4 – ушковидная поверхность 594 561 378 541

5 – латеральный крестцовый гребень 584 816 219 471

6 – промежуточный крестцовый гребень 319 641 281 491

7 – крестцовая щель (нижнее отверстие крестцового канала) 316 218 319 091

8 – крестцовые рога 019 001 849 471

9 – дорсальные (задние) крестцовые отверстия 698 041 278 914

10 – срединный крестцовый гребень 518 691 298 741

11 – основание крестца 519 614 319 812

12 – верхушка крестца 408 217 229 327

13 – крестцовый канал 584 621 319 647

14 – крестцовые отверстия передние 489 213 217 289

15 – межпозвонковые отверстия 584 101 294 988

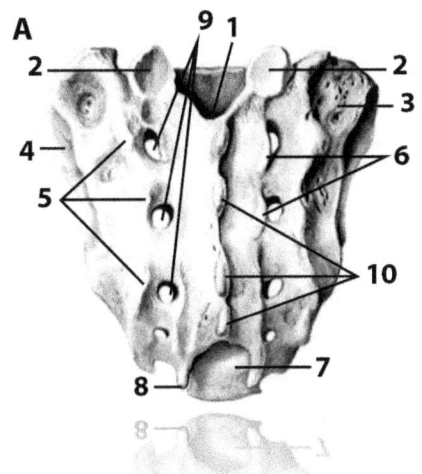
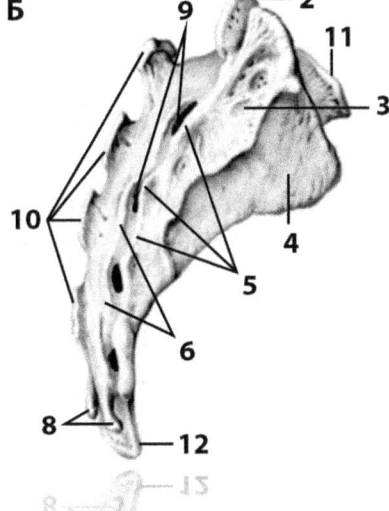
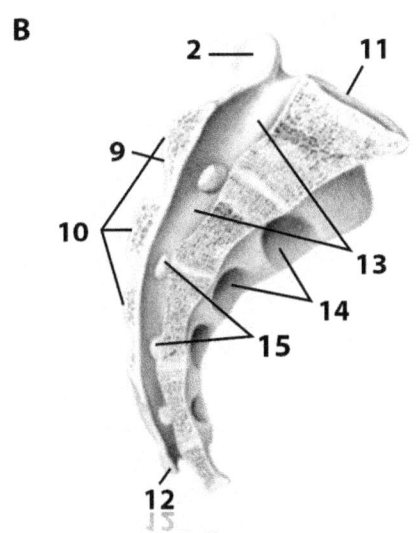

ТАЗ 584 316 719 041

Тазовая кость (правая) (вид с латеральной стороны)
214 317 918 227 (часть 1, рис. 89А)

Тазовая кость (правая) (вид с медиальной стороны)
214 317 918 227 (часть 1, рис. 89Б)

Копчик 519 513 819 213 (часть 1, рис. 59)

Позвоночный двигательный сегмент 714 986 219 694

© Грабовой Г.П. 2002

Рис. 74 Позвоночный двигательный сегмент 714 986 219 694:
1 – нервный корешок 519 691 219 814
2 – спинной мозг 314 218 814 719
3 – межпозвонковое отверстие 517 218 916 284
4 – межпозвонковый диск 648 217 398 491
5 – тело позвонка 849 161 219 711

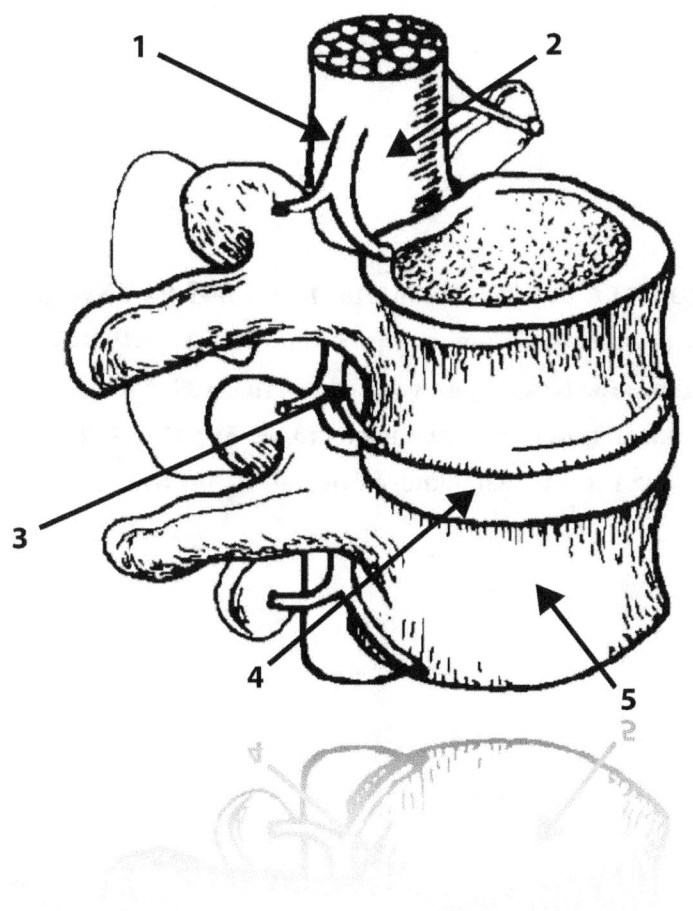

Мышцы и связки позвоночника 549 641 894 217
Соединения позвоночного столба 894 216 819 048
Синдесмозы (связки) позвоночного столба 398 947 019 818
Синхондрозы позвоночного столба 519 312 498 061
Суставы позвоночного столба 719 891 498 061

Рис. 75 Соединения позвонков (сагиттальный проекция на уровне двух поясничных позвонков) 498 641 917 218:

А – межпозвоночный симфиз 898 064 317 219

Б – дугоотростчатый сустав 598 071 319 481

1 – тело позвонка 598 641 319 071

2 – студенистое ядро межпозвоночного диска 514 891 518 316

3 – передняя продольная связка 689 174 219 814

4 – фиброзное кольцо межпозвоночного диска 498 716 219 714

5 – верхний суставной отросток поясничного позвонка 519 617 299 017

6 – задняя продольная связка 548 691 218 781

7 – межпозвонковое отверстие поясничного отдела позвоночника 916 048 219 491

8 – жёлтая связка 549 488 194 016

9 – суставная капсула дугоотростчатого (межпозвонкового) сустава 364 198 278 471

10 – межостистая связка 368 142 894 216

11 – надостистая связка 890 149 540 691

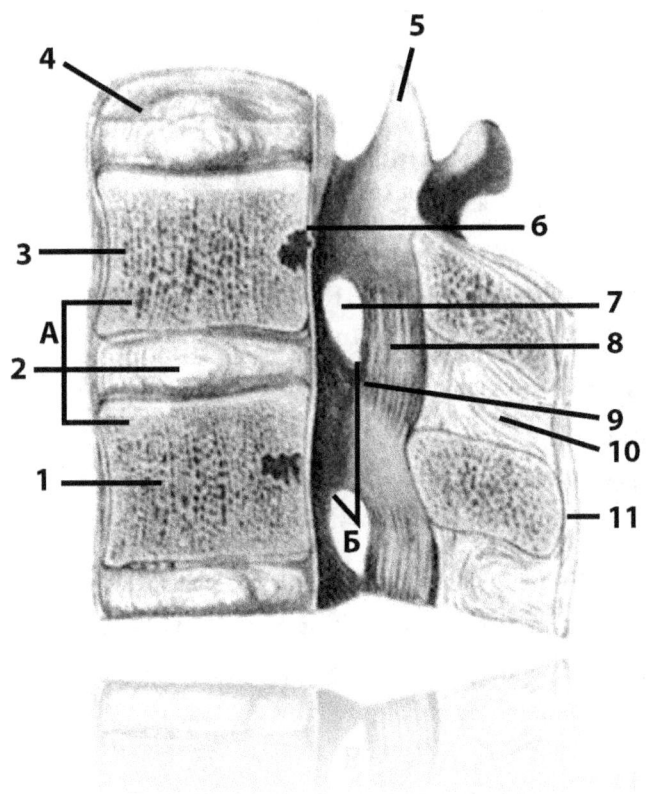

Рис. 76 Соединения между затылочной костью и I-II шейными позвонками 379 814 919 718:

1 – поперечная связка первого шейного позвонка 589 061 319 498

2 – затылочная кость 214 712 219 312

3 – атланто-затылочный сустав 591 048 319 491

4 – I шейный позвонок 914 816 978 496

5 – крестообразная связка атланта 618 717 919 064

6 – II шейный позвонок 794 218 849 617

7 – крыловидная связка 598 019 318 941

8 – продольные пучки 541 061 719 801

9 – покровная мембрана 391 848 319 064

10 – связка верхушки зуба 718 391 898 491

11 – зуб осевого позвонка 598 314 219 617

12 – скат основания черепа 319 778 219 228

13 – латеральный атлантоосевой сустав 719 891 906 217

14 – срединный атлантоосевой сустав 598 089 319 641

15 – суставная полость срединного атлантоосевого сустава 489 061 918 217

16 – задняя продольная связка 384 619 818 061

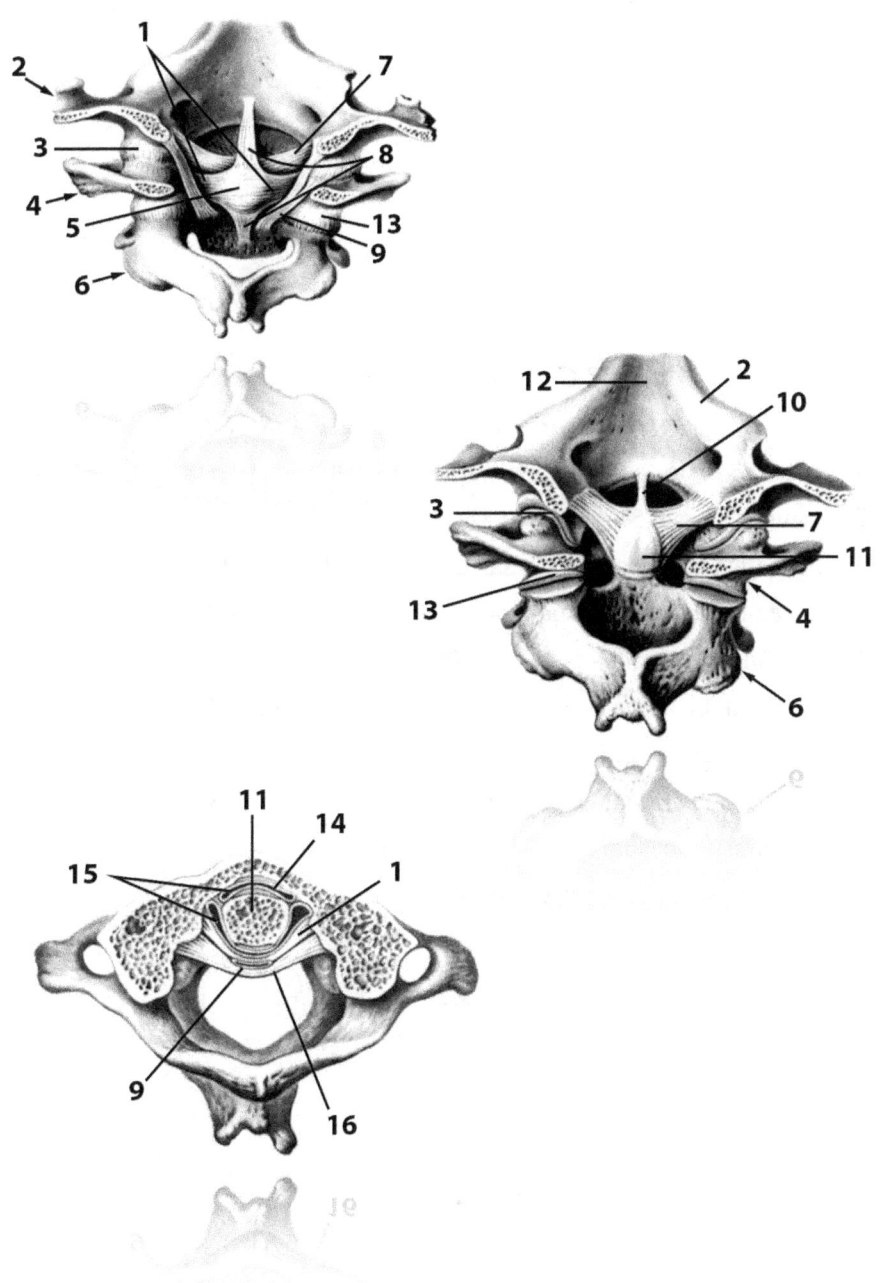

© Грабовой Г.П. 2002

Рис. 77 Связки шейных позвонков и затылочной кости 718 119 498 064:

1 – задняя атлантозатылочная мембрана 598 817 319 048
2 – выйная связка 517 319 049 811
3 – передняя атлантозатылочная связка 490 391 849 061
4 – передняя атлантозатылочная мембрана 598 601 819 317
5 – I шейный позвонок 914 816 978 496
6 – латеральный атлантоосевой сустав 719 891 906 217
7 – затылочная кость 214 712 219 312
8 – латеральная атлантозатылочная связка 974 217 298 041
9 – II шейный позвонок 794 218 849 617
10 – жёлтая связка 549 488 194 016

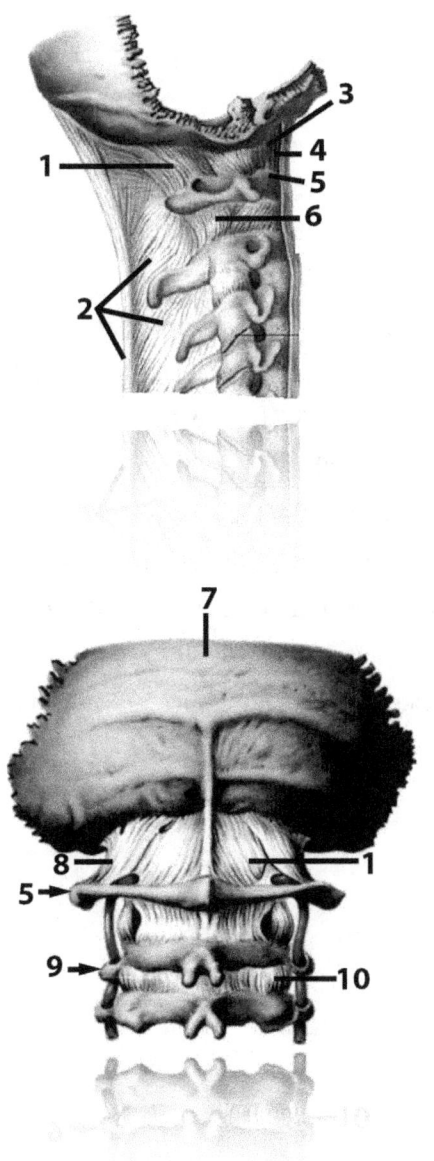

© Грабовой Г.П. 2002

Рис. 78 Связки позвоночника (грудной отдел) и рёберно-позвоночных суставов 514 891 219 478:

1 – связка бугорка ребра 698 714 219 811
2 – надостистая связка 890 149 540 691
3 – жёлтая связка 549 488 194 016
4 – рёберно-поперечная связка 948 691 219 794
5 – латеральная рёберно-поперечная связка 894 691 217 474
6 – межпоперечные связки 514 692 899 714
7 – внутренняя межреберная мембрана 598 726 319 491

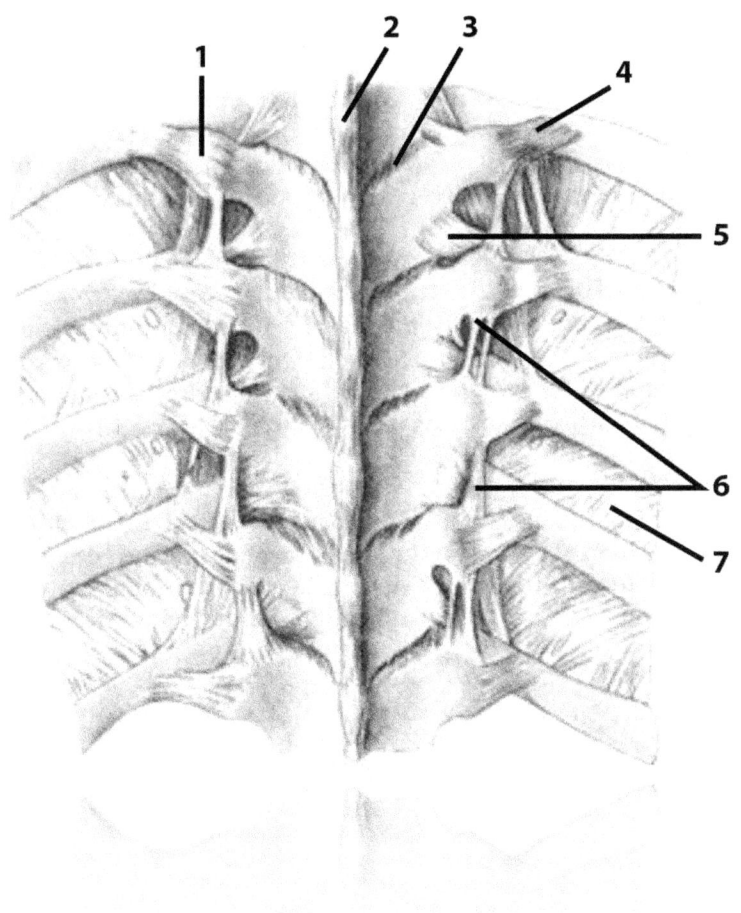

Рис. 79 Межпозвонковый диск 648 217 398 491:
1 – пульпозное (студенистое) ядро 514 891 518 316
2 – фиброзное кольцо 498 716 219 714

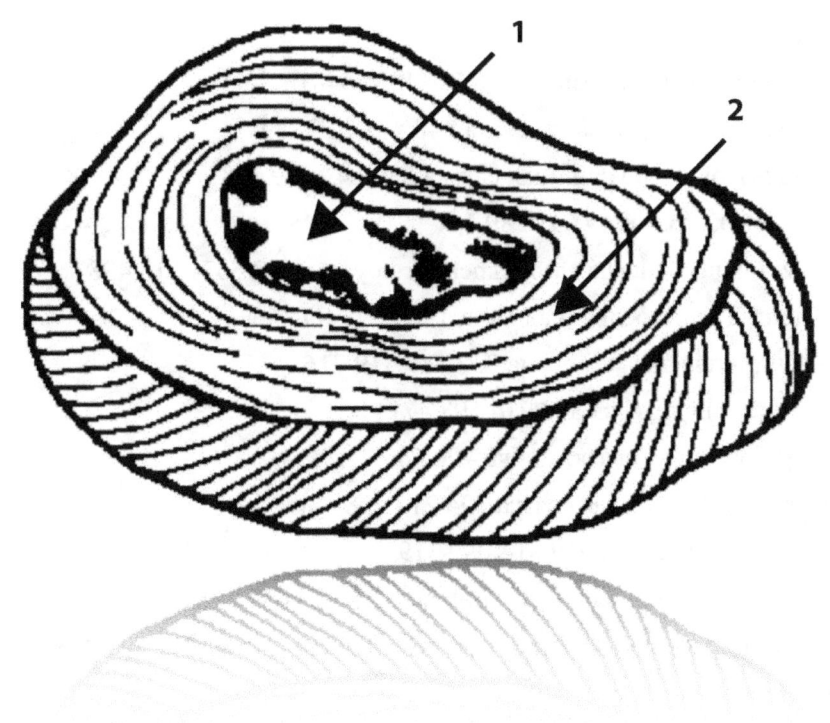

СВЯЗКИ ТАЗА И ТАЗОБЕДРЕННОГО СУСТАВА 498 641 798 478

Рис. 80 Связки таза и тазобедренного сустава 498 641 798 478:

А – вид спереди

1 – IV поясничный позвонок 467 198 219 481

2 – передняя продольная связка 848 471 219 819

3 – подвздошно-поясничная связка 319 641 289 798

4 – паховая связка 949 641 289 541

5 – суставная капсула тазобедренного сустава 589 671 218 498

6 – подвздошно-бедренная связка 364 911 894 564

7 – запирательная мембрана 312 689 319 716

8 – лобковый симфиз 368 214 598 471

9 – дугообразная связка лобка 496 549 718 614

10 – верхняя лобковая связка 894 216 218 498

11 – большой вертел 519 814 089 319

12 – передняя верхняя подвздошная ость 379 041 298 517

13 – вентральная крестцово-подвздошная связка 589 491 291 478

14 – пояснично-крестцовый сустав 591 071 298 498

15 – передняя крестцово-копчиковая связка 578 601 949 011

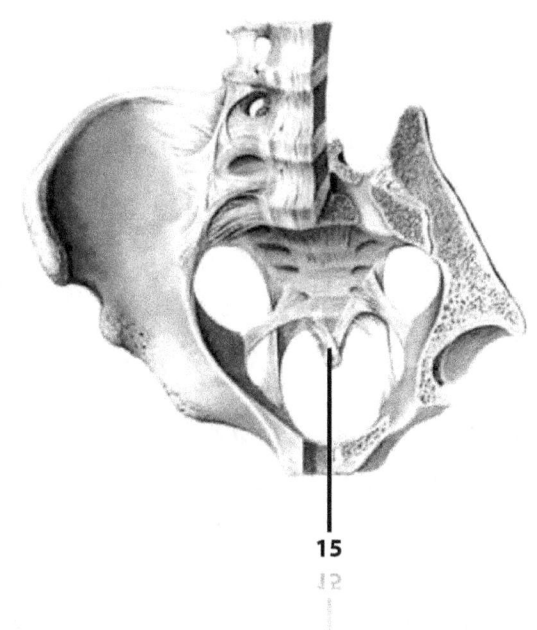

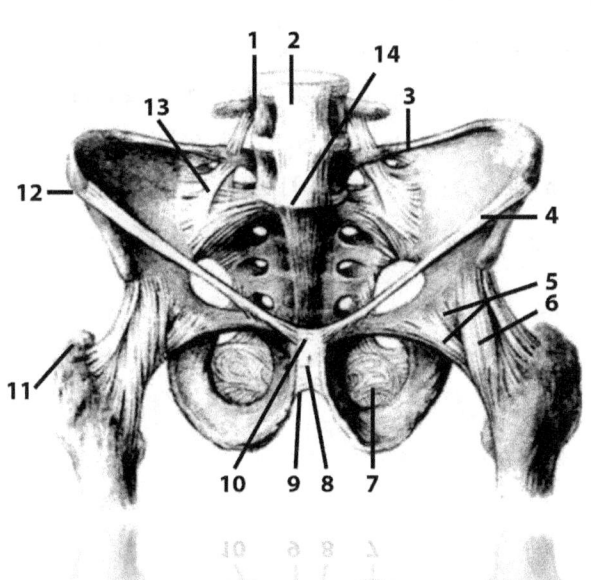

© Грабовой Г.П. 2002

Рис. 80 Связки таза и тазобедренного сустава 498 641 798 478:

Б – вид сзади

1 – связка подвздошно-поясничная 479 681 598 718

2 – дорзальная крестцово-подвздошная связка 574 981 319 818

3 – дорсальная поверхностная крестцово-копчиковая связка 498 688 715 301

4 – дорсальная глубокая крестцово-копчиковая связка 594 072 319 401

5 – дорсальная латеральная крестцово-копчиковая связка 719 317 908 481

6 – крестцово-бугорная связка 501 489 714 211

7 – крестцово-копчиковый сустав 291 081 407 201

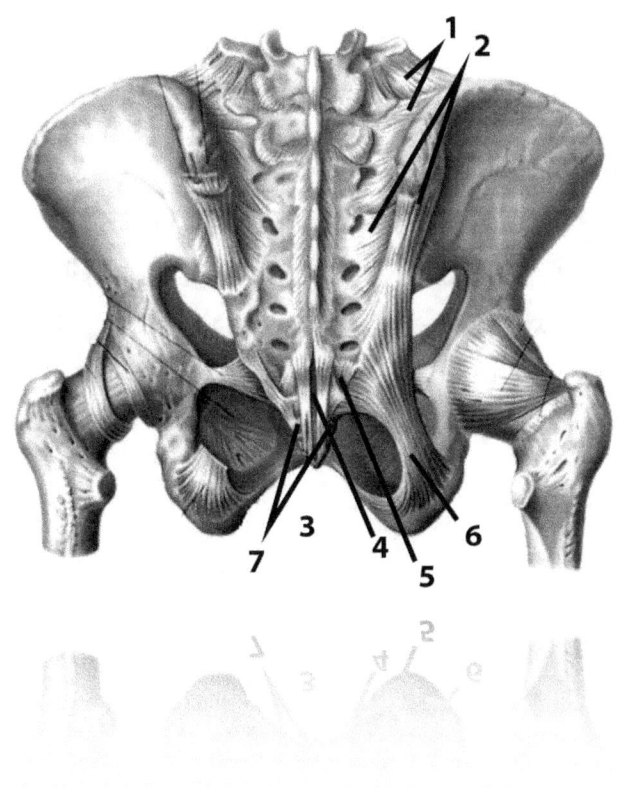

МЫШЦЫ И ФАСЦИИ СПИНЫ И ЗАТЫЛКА 798 041 261 509

Поверхностные мышцы спины 819 314 914 812

(часть 1 рис. 97)

Рис. 81 Мышцы спины и задней области шеи (поверхностные мышцы, первый второй и третий слои) 519 648 218 741:

1 – полуостистая мышца головы 914 217 218 498

2 – ременная мышца головы 298 742 279 488

3 – ременная мышца шеи 216 498 948 741

4 – мышца, поднимающая лопатку 214 317 914 717

5 – малая ромбовидная мышца 319 061 919 618

6 – большая ромбовидная мышца 584 317 914 016

7 – надостная мышца 312 214 812 514

8 – подостная мышца (частичная проекция) 894 314 818 574

9 – малая круглая мышца (часть рисунка) 498 518 491 748

10 – большая круглая мышца (часть рисунка) 849 516 319 478

11 – широчайшая мышца спины; 429 318 829 998

12 – апоневроз широчайшей мышцы спины; 549 718 219 478

13 – наружная косая мышца живота 529 312 419 272

14 – поясничный треугольник 894 568 514 811

15 – ягодичная фасция 598 314 698 718

16 – средняя ягодичная мышца 589 491 219 641

17 – малая ягодичная мышца 364 917 584 218

18 – грушевидная мышца 498 571 218 498

19 – верхняя близнецовая мышца 364 581 219 644

20 – внутренняя запирательная мышца 398 711 264 814

21 – нижняя близнецовая мышца 314 894 219 471

22 – большая ягодичная мышца (часть рисунка) 548 361 894 317

23 – квадратная мышца бедра 694 584 219 471

24 – седалищный бугор 529 312 918 812

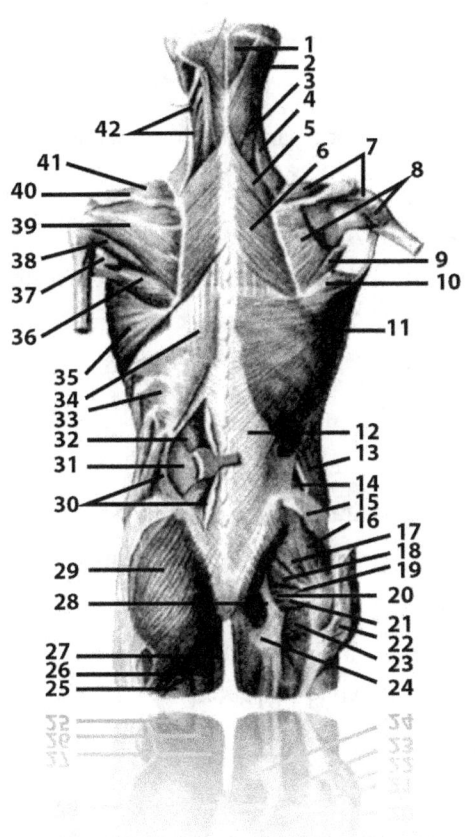

25 – двуглавая мышца бедра 598 617 329817

26 – полусухожильная мышца 549 381 714 817

27 – большая приводящая мышца 374 841 219 471

28 – крестцово-бугровая связка 316 497 218 914

30 – поверхностный листок фудо-поясничной фасции (проекция с отворотом в стороны) 494 848 514 216

31 – глубокий листок грудо-поясничной фасции 481 319 614 714

32 – мышца, выпрямляющая туловище (оттянута в медиальную сторону) 598 748 519 491

33 – нижняя задняя зубчатая мышца 549 317 919 817

34 – фудо-поясничная фасция 529 317 919 817

35 – передняя зубчатая мышца 219 475 819 355

36 – большая круглая мышца 849 516 319 478

37 – длинная головка трехглавой мышцы плеча (часть рисунка) 514 819 498 614

38 – малая круглая мышца 498 518 491 748

39 – подостная мышца 894 314 818 574

40 – ость лопатки 498 712 328 822

41 – надостная мышца 312 214 812 514

42 – мышца, поднимающая лопатку (оттянута в сторону) 214 317 914 717

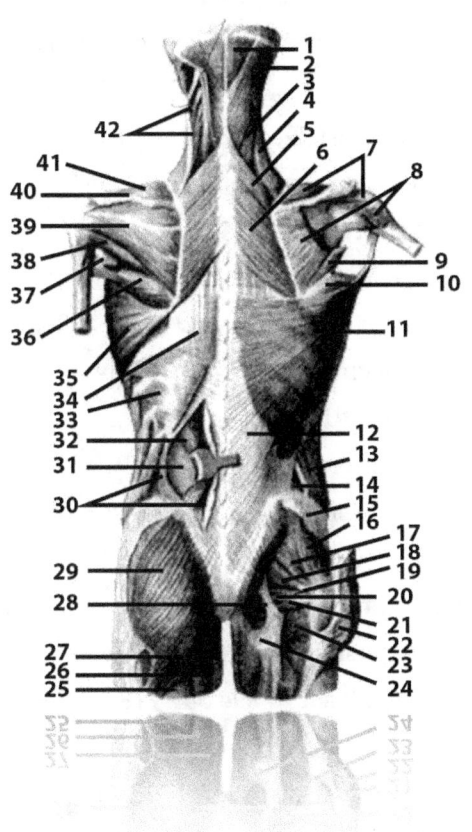

Рис. 82 Мышцы спины и затылка 498 549 618 714 (мышцы и кости плечевого пояса на рисунке не показаны):

1 – полуостистая мышца головы 914 217 218 498

2 – ременная мышца головы 298 742 279 488

3 – верхняя задняя зубчатая мышца 898 549 694 714

4 – ременная мышца шеи 216 498 948 741

5 – наружные межреберные мышцы 398 591 294 168

6 – подвздошно-реберная мышца спины 319 647 218 471

7 – длиннейшая мышца спины 497 549 819 714

8 – остистая мышца 396 891 319 471

9 – нижняя задняя зубчатая мышца 549 317 919 817

10 – широчайшая мышца спины (часть рисунка, отвернута в сторону) 429 318 829 998

11 – апоневроз широчайшей мышцы спины 549 718 219 478

12 – поясничный треугольник 894 568 514 811

13 – гребень подвздошной кости 894 547 218 471

14 – внутренняя косая мышца живота 398 217 818 417

15 – наружная косая мышца живота 529 312 419 272

16 – грудо-поясничная фасция 584 317 019 641

17 – выйная связка 589 691 319 714

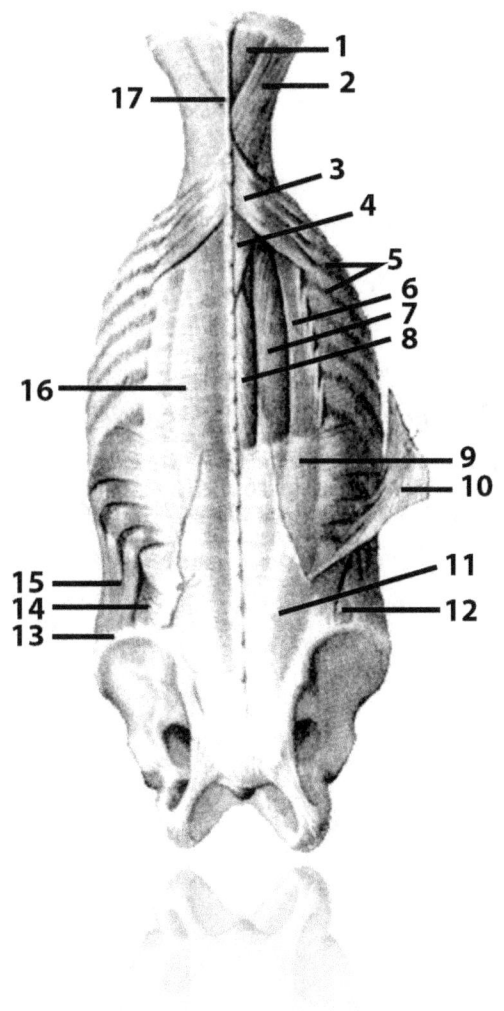

193

Рис. 83 Подвздошно-рёберная мышца 314 841 619 714:
1 – подвздошно-рёберная мышца 314 841 619 714
2 – подвздошно-рёберная мышца шеи 491 481 471 819
3 – подвздошно-рёберная мышца спины 584 461 489 714
4 – подвздошно-рёберная мышца поясницы 578 714 218 417

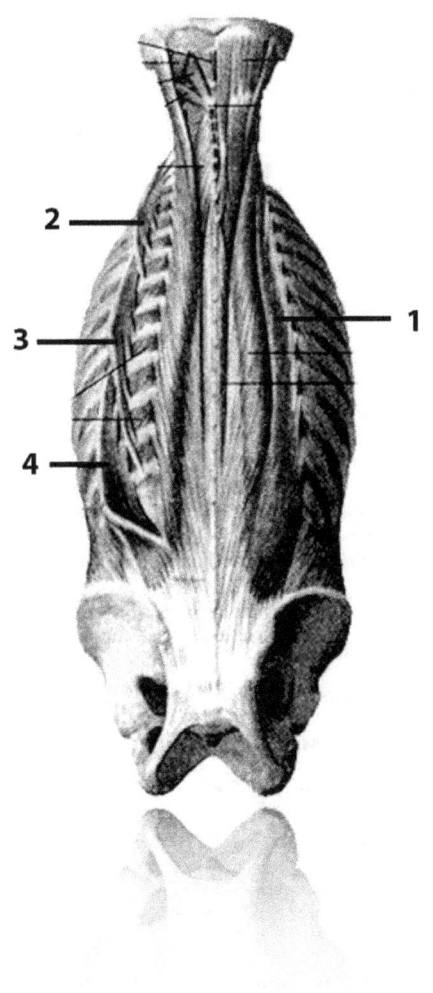

Рис. 84 Глубокие мышцы спины и затылка 498 714 219 614:

1 – полуостистые мышцы головы 914 217 218 498
2 – малая задняя прямая мышца головы 219 817 819 227
3 – верхняя косая мышца головы 218 417 918 817
4 – большая задняя прямая мышца головы 594 318 614 715
5 – нижняя косая мышца головы 218 317 918 227
6 – полуостистая мышца головы (часть рисунка, отвернута) 914 217 218 498
7 – полуостистая мышца шеи 319 714 218 412
8 – полуостистая мышца спины 318 694 218 421
9 – мышцы, поднимающие ребра 689 714 298 514
10 – межпоперечные мышцы 519 314 819 312
11 – глубокий листок грудо-поясничной фасции 481 319 614 714
12 – поперечная мышца живота 555 813 915 513
13 – многораздельная мышца 549 781 219 471
14 – крыло подвздошной кости 529 301 229 721
15 – подвздошно-реберная мышца 364 712 819 418
16 – длиннейшая мышца 589 641 289 714
17 – наружные межреберные мышцы 369 581 298 471
18 – длиннейшая мышца шеи 699 186 019 491
19 – межостистые мышцы шеи 489 617 819 398
20 – длиннейшая мышца головы 389 497 368 141

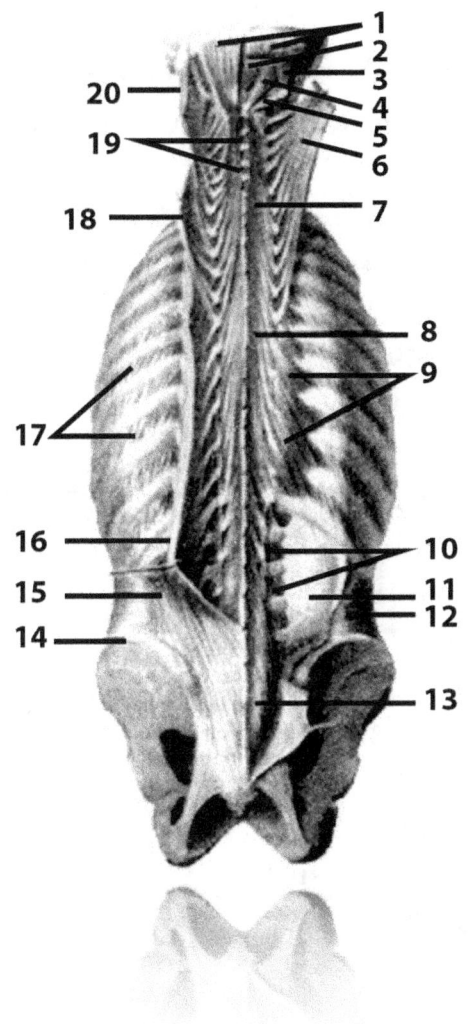

Женский таз 494 714 516 841
ЖЕНСКИЕ ПОЛОВЫЕ ОРГАНЫ 519 814 089 319

Рис. 85 Женские половые органы 519 814 089 319 (продольная срединная проекция):

1 – яичник 914 814 917 218
2 – маточная труба 619 718 316 214
3 – тело матки 689 514 218 471
4 – мочевой пузырь 219 389 998 419
5 – тазовая кость (часть рисунка) 214 317 918 227
6 – мочеиспускательный канал 329 487 948 216
7 – клитор 689 568 319 818
8 – большие половые губы 598 711 008 512
9 – малые половые губы 319 016 789 498
10 – шейка матки 894 581 948 164
11 – прямая кишка 598 714 898 314
12 – крестец 514 716 814 226
13 – влагалище 889 491 619 819
14 – задний проход 589 317 418 917

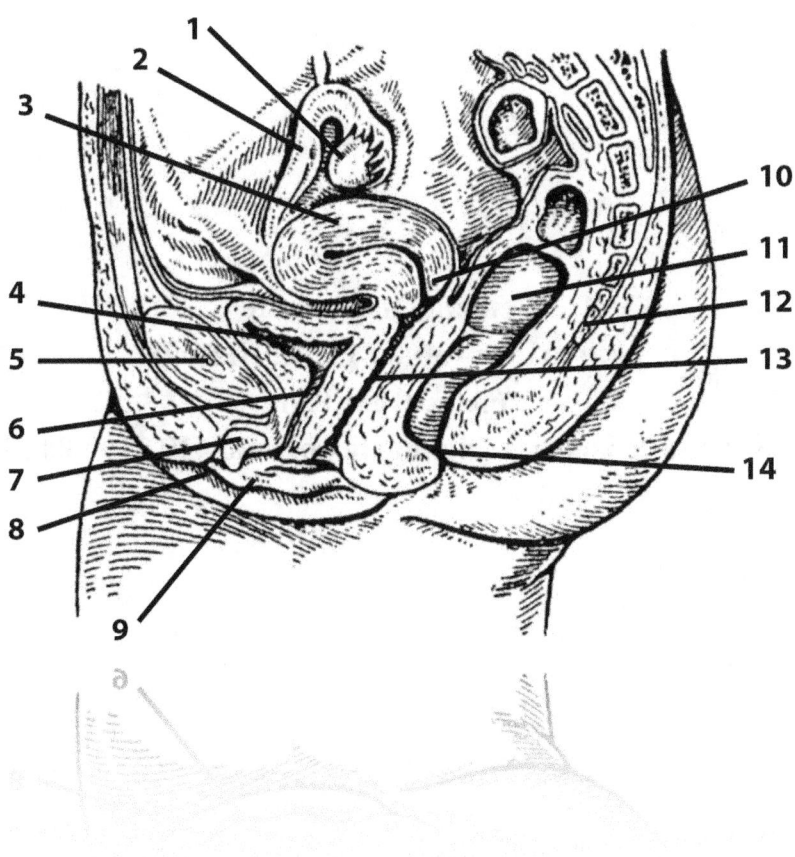

Женские наружные
половые органы 519 319 818 678
(часть 1, рис 124)
Внутренние женские половые органы 419 219 808 319

Рис. 86 Внутренние женские половые органы 419 219 808 319:

1 – влагалище 889 491 619 819

2 – влагалищная часть шейки матки 548 988 581 497

3 – шеечный канал 614 891 719 489

4 – перешеек 549 691 289 784

5 – полость матки 318 688 594 191

6 – дно матки 984 016 501 348

7 – стенка матки 841 369519 471

8 – маточная труба 619 718 316 214

9 – яичник 914 814 917 218

10 – интерстициальная часть трубы 584 199 598 641

11 – истмическая часть трубы 589 612 319 471

12 – ампулярная часть трубы 894 316 498 561

13 – фимбрии трубы 589 617 289 748

14 – крестцово-маточная связка 598 361 298 471

15 – собственная связка яичника 584 216 298 497

16 – воронкотазовая связка 294 147 284 641

17 – широкая связка 549 581 369 471

18 – круглая связка 948 371 296 497

19 – проекция яичника с фолликулами и жёлтым телом 498 316 478 471

20 – паровариум 891 368 194 364

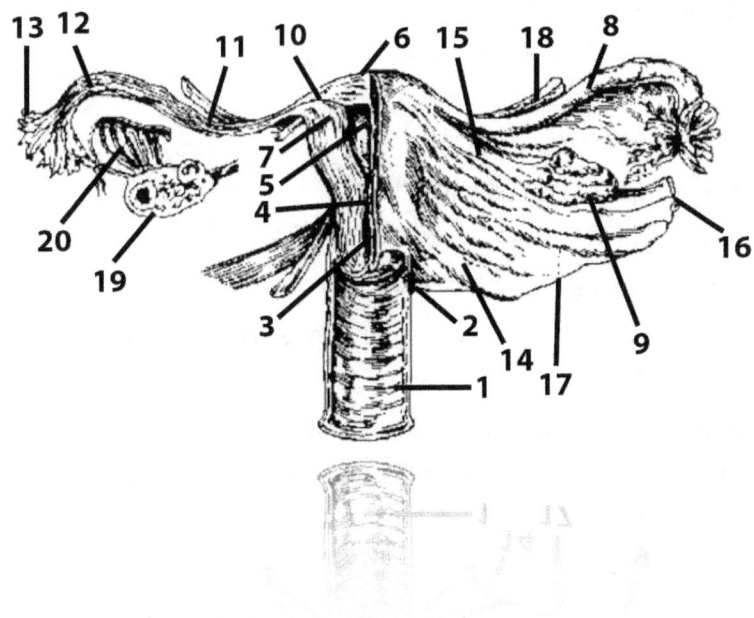

© Грабовой Г.П. 2002

Рис. 87 Схематическое изображение продольной проекции яичника (а) и поперечной проекции матки (б):

а:

1 – первичный фолликул 498 518 818 491

2 – растущий фолликул 898 648 218 471

3 – белое тело 497 614 201 498

4 – граафов пузырек 481 684 371 016

5 – жёлтое тело 818 401 616 214

б:

1 – дно матки 984 016 501 348

2 – полость матки 318 688 594 191

3 – тело матки 689 514 218 471

4 – шейка матки 894 581 948 164

5 – наружный слой матки, серозная оболочка (периметрий) 848 147 218 417

6 – средний слой матки, мышечный слой (миометрий) 198 316 949 101

7 – внутренний слой матки, слизистая оболочка (эндометрий) 698 317 281 488

8 – маточная труба 619 718 316 214

9 – яичник 914 814 917 218

10 – влагалище 889 491 619 819

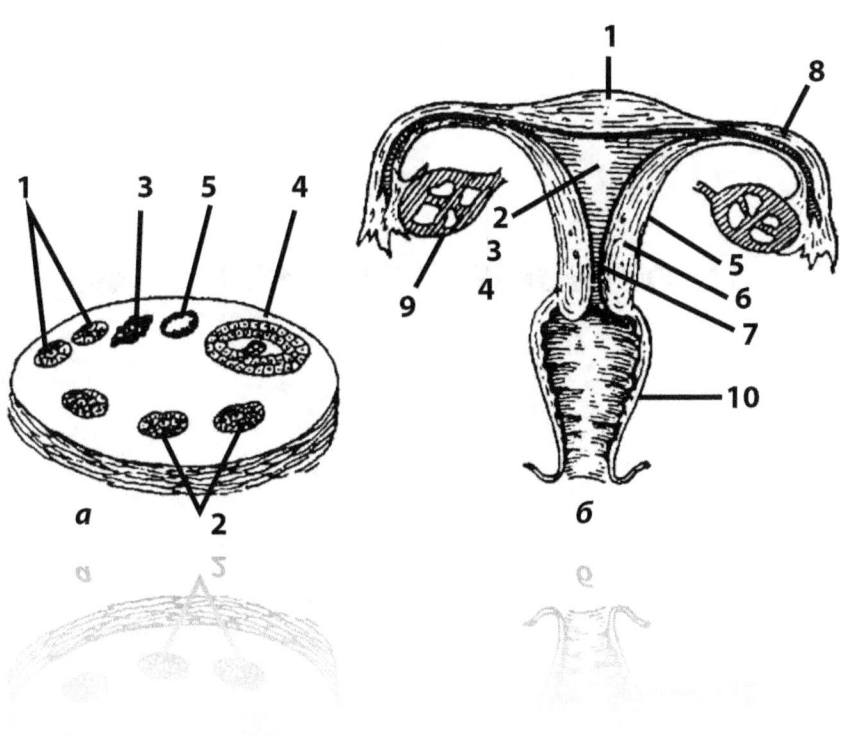

МОЛОЧНАЯ ЖЕЛЕЗА 648317219491

Рис. 88 Строение и топография молочной железы:

1 – латеральный подкрыльцовый лимфатический узел 497 218 217 498

2 – подкрыльцовая артерия 694 718 217 491

3 – подкрыльцовая вена 849 716 218 471

4 –плечевое сплетение 312 314 512 214

5 – центральный подкрыльцовый лимфатический узел 648 516 201 505

6 – верхушечные подкрыльцовые лимфатические узлы 618 471 298 741

7 – надключичные лимфатические узлы 598 641 264 271

8а – латеральная грудная артерия 598 722 918 213

8б – латеральная грудная вена 584 317 248 517

9 – грудинные лимфатические узлы 649 318 714 618

10 – сплетение кровеносных и лимфатических сосудов 510 314 784 617

11 – ветвь внутренней грудной артерии к молочной железе 479 841 589 641

12 – ареола 394 647 198 518

13 – млечные протоки 471 691 284 714

14 – латеральные артериальные ветви молочной железы 691 014 398 517

15 – грудные подкрыльцовые лимфатические узлы 749 148 519 618

16 – подлопаточные лимфатические узлы 184 816 014 214

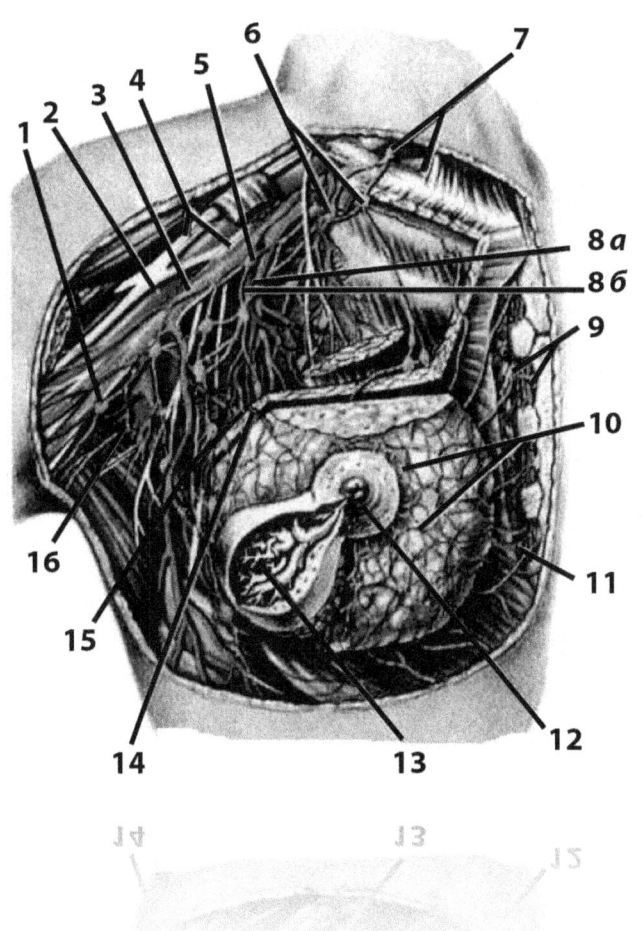

Рис. 89 Анатомия молочной желез:

1 – мышечные клетки 494 816 319 481

2 – клетки, секретирующие молоко 859 169 794 217

3 – млечные протоки 471 691 284 714

4 – млечные синусы 584 316 219 478

5 – сосок 894 181 319 718

6 – ареола 394 647 198 518

7 – железы Монтгомери 491 819 488 514

8 – альвеолы 614 819 319 714

9 – опорная и жировая ткань 898 617 219 419

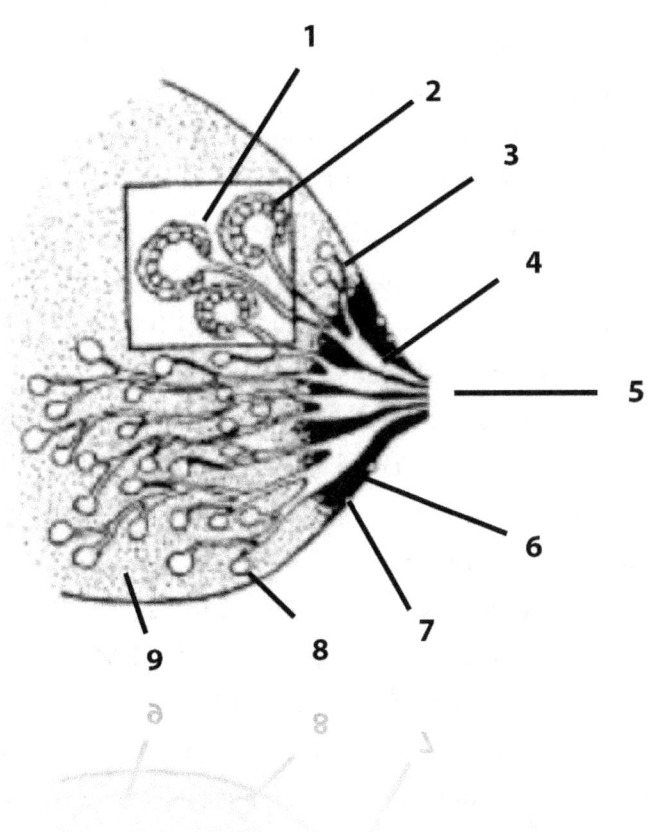

СЕРДЕЧНО-СОСУДИСТАЯ СИСТЕМА
(продолжение) 214 700 819 891

Рис. 90 Артерии головы и шеи (вид справа) (продолжение) 518 422 819 312:

1 – подключичная артерия (правая) 598 317 819 227
2 – рёберно-шейный ствол 549 641 898 714
3 – наивысшая межрёберная артерия 589 716 549 818
4 – щитошейный ствол 519 317 919 288
5 – надлопаточная артерия 529 317 419 817
6 – глубокая шейная артерия 598 714 898 716
7 – восходящая шейная артерия 749 814 719 414
8 – VI – шейный позвонок 568 314 819 714
9 – глоточные ветви 498 217 228 417
10 – общая сонная артерия (правая) 919 421 818 728
11 – позвоночная артерия (шейная часть) 498 714 319 716
12 – спинномозговые ветви 584 314 819 417
13 – внутренняя сонная артерия 549 712 810 248
14 – восходящая глоточная артерия 496 598 317 641
15 – затылочная артерия 581 214 608 491
16 – позвоночная артерия (шейно-затылочная часть) 918 317 948 561
17 – позвоночная артерия (правая) (внутричерепная часть) 364 819 498 471
18 – позвоночная артерия (левая) (внутричерепная часть) 364 819 498 471
19 – нижняя барабанная артерия 894 168 941 987
20 – задняя менингеальная артерия 594 162 398 714

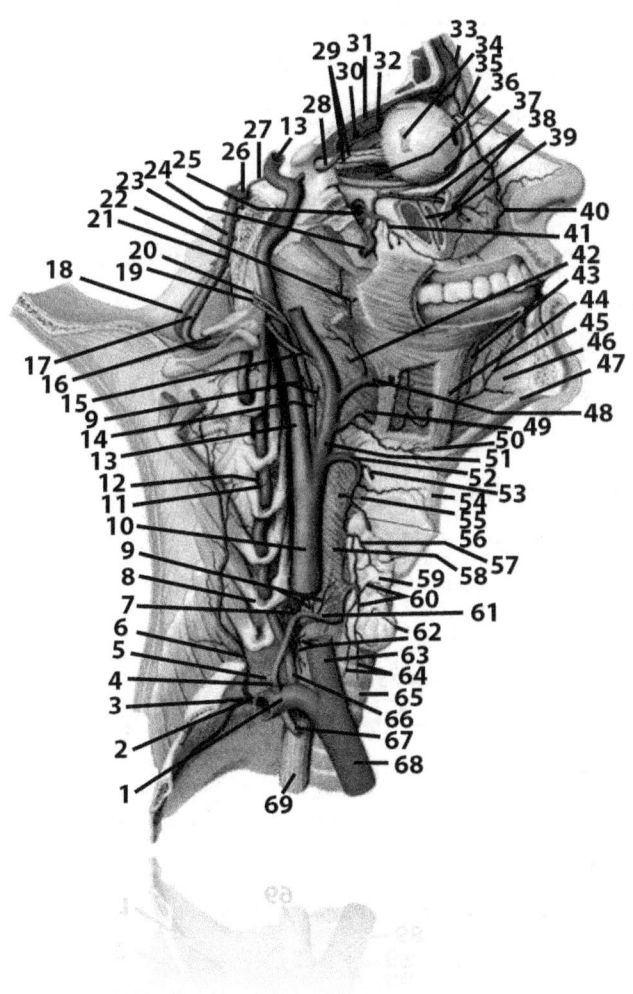

© Грабовой Г.П. 2002

213

21 – скат основания черепа 319 778 219 228

22 – миндаликовая ветвь 895 316 498 471

23 – базилярная артерия 851 478 594 814

24 – верхнечелюстная артерия 648 517 284 917

25 – клиновидно-нёбная артерия 598 491 374 816

26 – задняя мозговая артерия 594 361 809 491

27 – задняя соединительная артерия 548 641 298 781

28 – глазная артерия 649 718 549 641

29 – задние короткие ресничные артерии 496 391 898 671

30 – задняя решётчатая артерия 594 716 298 491

31 – надглазничная артерия 594 617 548 518

32 – передняя решётчатая артерия 698 713 294 168

33 – надблоковая артерия 798 791 694 814

34 – латеральная прямая мышца глаза 328 421 898 712

35 – дорсальная носовая артерия 368 142 598 714

36 – задние длинные ресничные артерии 581 641 294 818

37 – нижняя косая мышца глаза 319 618 204 881

38 – подглазничная артерия 898 048 319 061

39 – передние верхние ячеечные артерии 364 181 298 471

40 – угловая артерия 288 919 069 789

41 – задняя верхняя ячеечная артерия 549 161 298 191

42 – восходящая нёбная артерия 581 494 549 618

43 – глубокая артерия языка 319 694 384 716

44 – подъязычно-язычная мышца 368 142 498 641

45 – подъязычная артерия 784 981 294 671

46 – подбородочно-язычная мышца 218 614 319 718

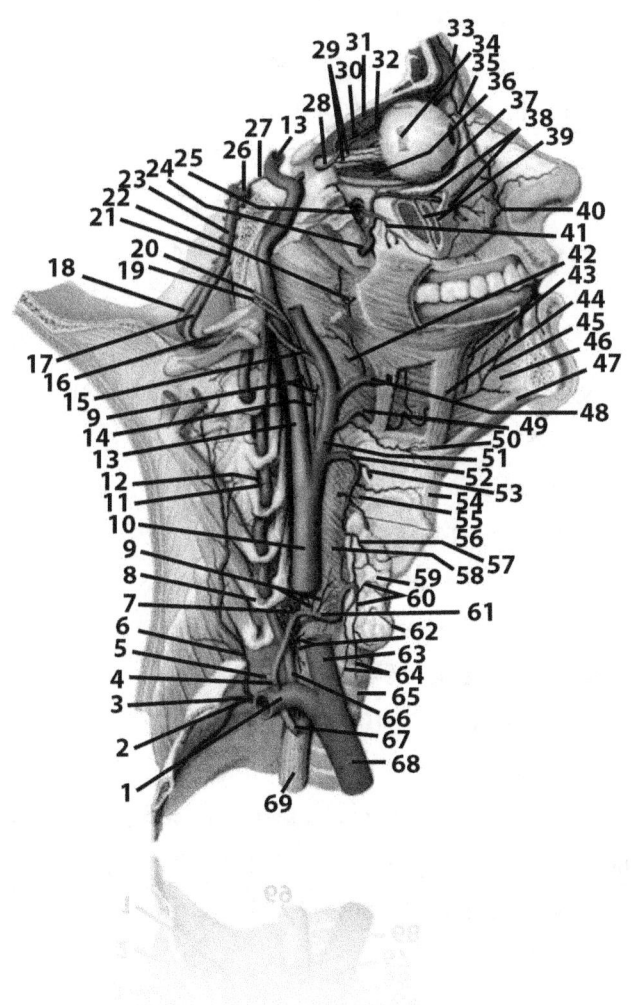

47 – подбородочно-подъязычная мышца 498 694 819 671

48 – лицевая артерия 219 061 234 890

49 – язычная артерия 498 519 401 209

50 – надподъязычная ветвь 691 318 464 148

51 – наружная сонная артерия 510 469 148 712

52 – верхняя щитовидная артерия 519 513 719 313

53 – верхняя гортанная артерия 389 461 894 171

54 – щитоподъязычная мембрана 584 691 219 478

55 – грудино-ключично-сосцевидная ветвь 519 614 431 548

56 – передняя ветвь верхней щитовидной артерии 698 517 401 469

57 – задняя ветвь верхней щитовидной артерии 014 981 564 168

58 – глотка 519 987 319 427

59 – щитовидная железа 829 319 409 819

60 – железистые ветви 149 816 013 009

61 – нижняя щитовидная артерия 518 377 918 478

62 – пищеводные ветви 519 512 319 812

63 – общая сонная артерия 894 317 212 847

64 – трахеальные ветви 919 810 499 310

65 – трахея 429 318 919 888

66 – позвоночная артерия (предпозвоночная часть) 109 467 219 891

67 – внутренняя грудная артерия 598 341 818 941

68 – плечеголовной ствол 998 301 248 227

69 – пищевод 598 381 698 711

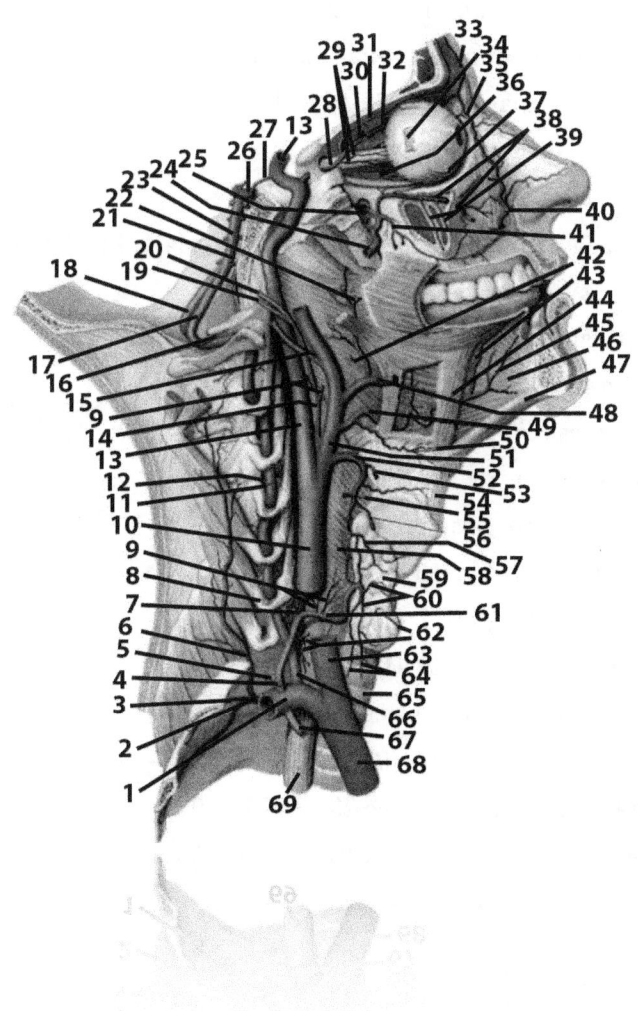

Рис. 91 Вены головы и шеи (вид справа) 598 716 319 816:

1 – поперечная вена шеи 814 416 214 319

2 – позвоночная вена 146 472 019 541

3 – передняя позвоночная вена 109 516 918 416

4 – добавочная позвоночная вена 210 341 907 654

5 – наружная яремная вена 594 716 814 516

6 – глубокая вена шеи 801 498 548 617

7 – лицевая вена 599 715 819 316

8 – наружные позвоночные венозные сплетения 421 054 329 891

9 – зачелюстная вена 364 817 384 199

10 – верхняя яремная луковица 448 546 891 479

11 – затылочная вена 914 712 298 267

12 – мыщелковая эмиссарная вена 648 513 694 817

13 – задняя ушная вена 368 198 549 617

14 – сосцевидная эмиссарная вена 391 849 501 011

15 – сигмовидный синус 109 516 397 894

16 – затылочный синус 012 126 094 791

17 – поперечный синус 549 716 398 471

18 – затылочная эмиссарная вена 548 617 294 581

19 – синусный сток 364 814 501 122

20 – нижний каменистый синус 284 368 149 017

21 – верхний каменистый синус 019 596 394 717

22 – прямой синус 849 712 646 181

23 – поверхностные височные вены 694 513 814 216

24 – нижний сагиттальный синус 814 316 219 497

25 – большая вена мозга 498 142 549 617

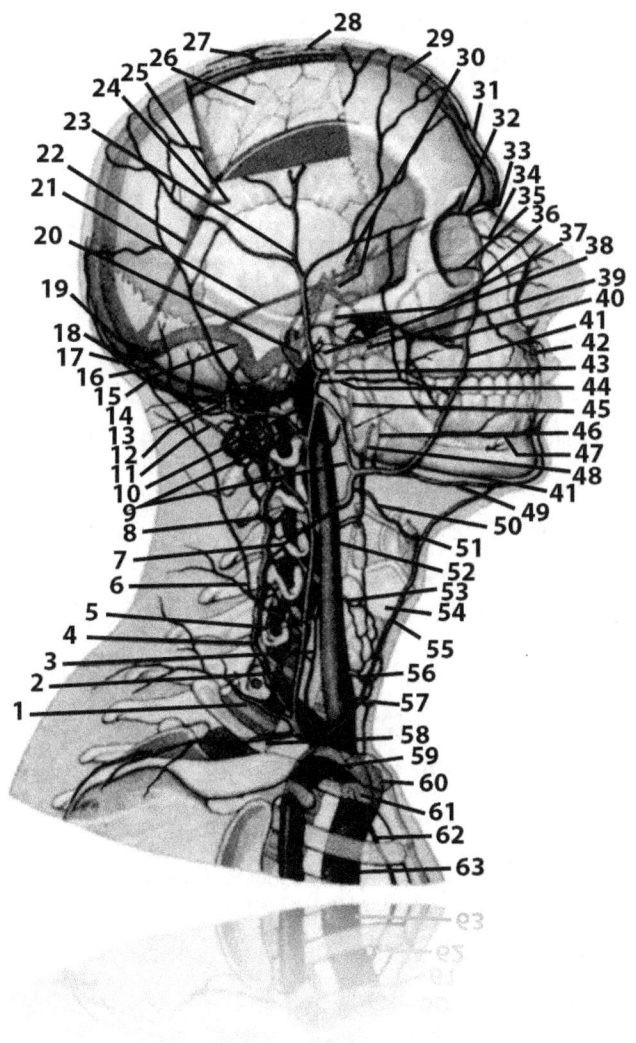

26 – серп большого мозга 001 918 021 378

27 – теменная эмиссарная вена 349 161 894 717

28 – диплоические вены 148 564 219 617

29 – верхний сагиттальный синус 914 715 514 292

30 – пещеристый синус 846 139 948 581

31 – надблоковая вена 819 621 398 471

32 – верхняя глазная вена 909 610 549 798

33 – носолобная вена 514 369 129 710

34 – наружная носовая вена 319 481 589 671

35 – нижняя глазная вена 149 678 148 591

36 – угловая вена 693 146 590 310

37 – средняя менингеальная вена 018 531 219 641

38 – вены околоушной железы 516 949 140 510

39 – крыловидное сплетение 591 248 791 260

40 – глубокая вена лица 309 864 194 971

41 – лицевая вена 599 715 819 316

42 – верхняя губная вена 504 361 309 584

43 – верхнечелюстная вена 598 314 818 914

44 – поперечная вена лица 698 713 294 167

45 – глоточные вены 019 818 594 614

46 – нёбная вена 548 316 819 471

47 – нижняя губная вена 547 218 599 641

48 – язычная вена 318 586 389 471

49 – подподбородочная вена 194 368 594 817

50 – верхняя щитовидная вена 648 471 201 199

51 – подъязычная кость 549 316 219 841

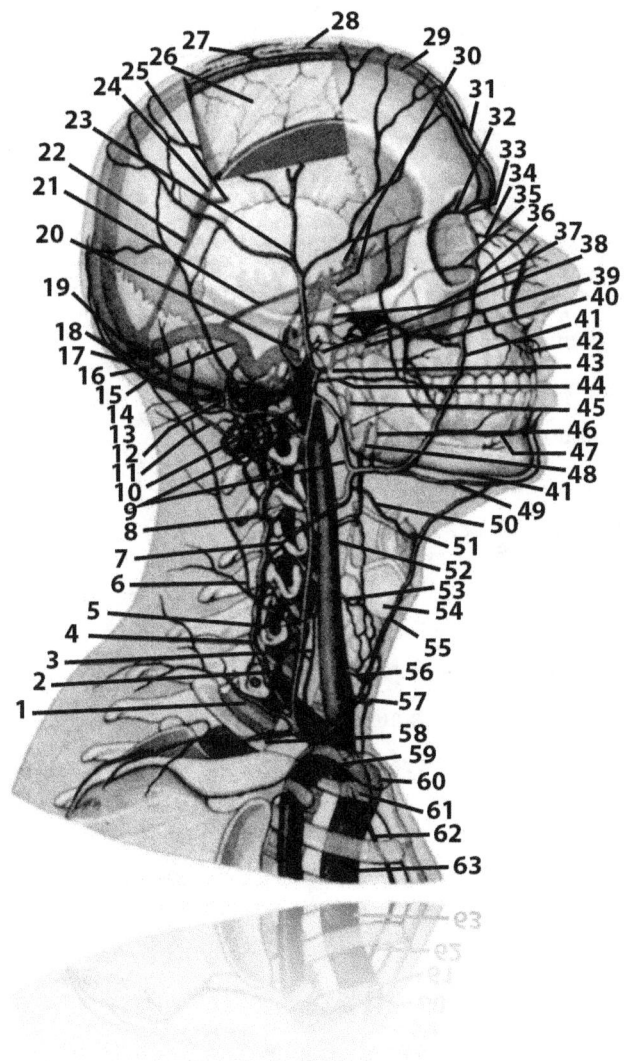

© Грабовой Г.П. 2002

52 – внутренняя яремная вена 598 612 719 322

53 – средняя щитовидная вена 814 017 201 849

54 – щитовидный хрящ 588 421 388 711

55 – передняя яремная вена 368 541 291 479

56 – нижняя щитовидная вена 108 641 294 719

57 – нижняя луковица яремной вены 512 621 221 848

58 – надлопаточная вена 548 571 818 548

59 – подключичная вена 598 317 898 214

60 – плечеголовная вена (левая) 219 378 919 278

61 – плечеголовная вена (правая) 219 378 919 278

62 – внутренняя грудная вена 491 316 894 198

63 – верхняя полая вена 398 712 988 012

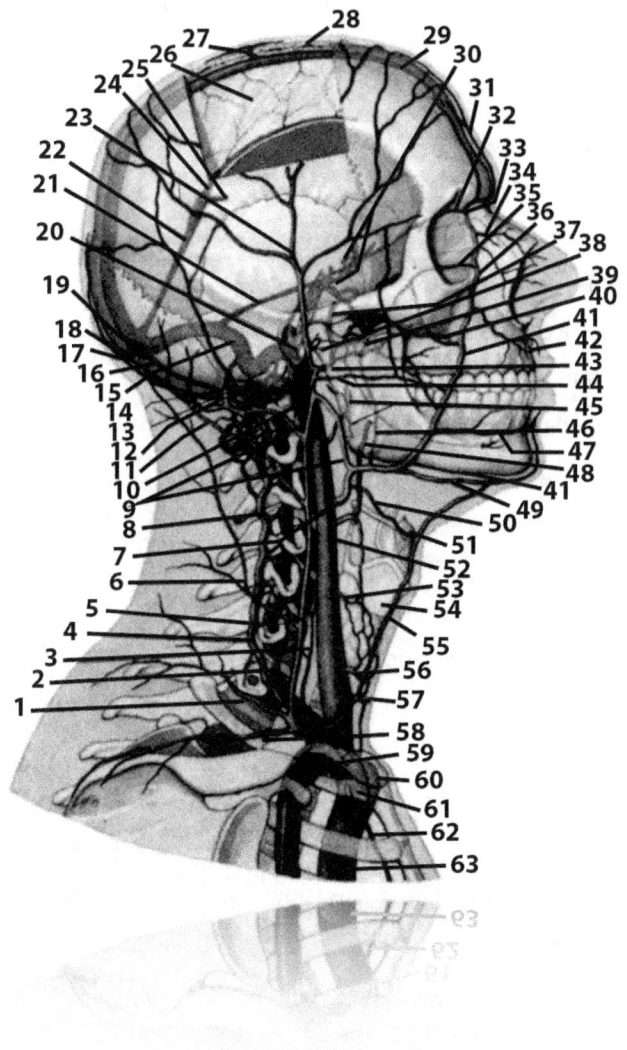

Рис. 92 Артерии головного мозга (вид снизу) 498 641 898 478:

1 – ветвь миндалины мозжечка 549 641 891 748

2 – задняя нижняя мозжечковая артерия 469 718 549 641

3 – подъязычный нерв 548 321 555 678

4 – черепной нерв 584 647 289 741

5 – передняя нижняя мозжечковая артерия 598 691 798 641

6 – клочок 897 567 971 319

7 – сосудистое сплетение четвертого желудочка 694 167 298 547

8 – артерии моста 467 589 196 318

9 – верхняя мозжечковая артерия 361 948 594 161

10 – глазодвигательный нерв 519217519217

11 – зрительный тракт 519 218 919 245

12 – воронка гипоталамуса 519 211 919 000

13 – зрительный перекрест 010 216 319517

14 – обонятельный треугольник 518 642 319 716

15 – обонятельный тракт 718 217 458 917

16 – обонятельная луковица 024 312 598 742

17 – передние мозговые артерии (посткоммуникационная часть) 468 514 398 617

18 – медиальная глазнично-лобная ветвь 518 641 201 009

19 – передняя соединительная артерия 641 478 594 641

20 – передние мозговые артерии (прекоммуникационная часть) 584 061 412 011

21 – латеральная лобно-базальная артерия 618 531 214 712

22 – внутренняя сонная артерия 549 712 810 248

23 – островковые артерии 518 714 316 214

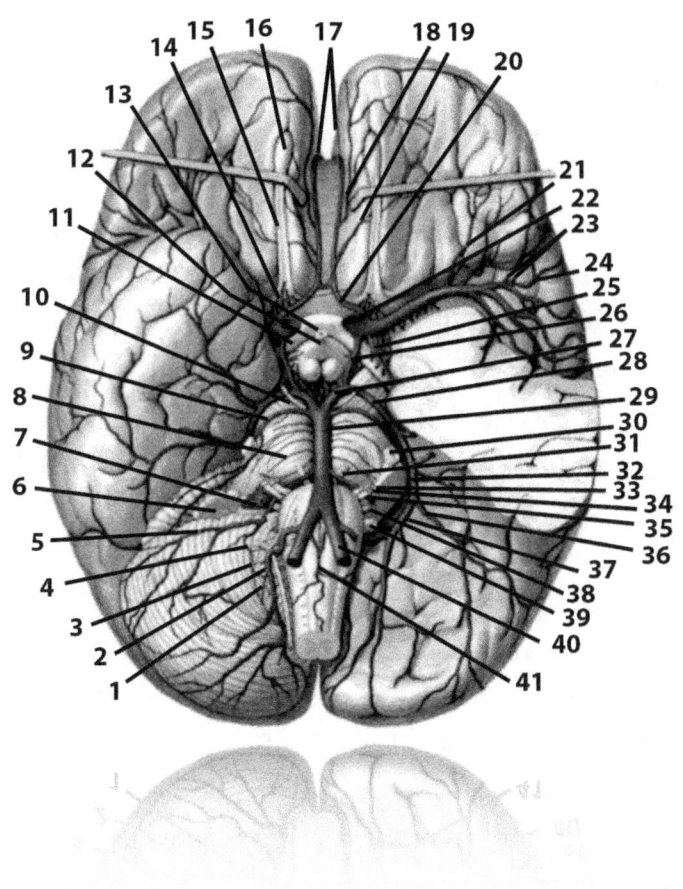

© Грабовой Г.П. 2002

24 – средняя мозговая артерия 496 491 817 514

25 – передняя ворсинчатая артерия сосудистого сплетения 491 316 498 714

26 – задняя соединительная артерия 548 641 298 781

27 – задняя мозговая артерия (прекоммуникационная часть) 548 641 798 521

28 – задняя мозговая артерия (посткоммуникационная часть) 316 594 218 749

29 – базилярная артерия 851 478 594 814

30 – тройничный нерв 549 319 818 711

31 – отводящий нерв 514 517 214 812

32 – задняя мозговая артерия (височная часть) 498 671 291 491

33 – промежуточный нерв 219 381 648 719

34 – лицевой нерв 999 811 319 211

35 – преддверно-улитковый нерв 548 217 918 421

36 – латеральная затылочная артерия (конечная часть) 619 012 504 794

37 – медиальная затылочная артерия (конечная часть) 581 704 916 219

38 – языкоглоточный нерв 519 371 214 572

39 – блуждающий нерв 489 981 728 221

40 – позвоночная артерия (левая) (внутричерепная часть) 364 819 498 471

41 – передняя спинномозговая артерия 617 281 707 914

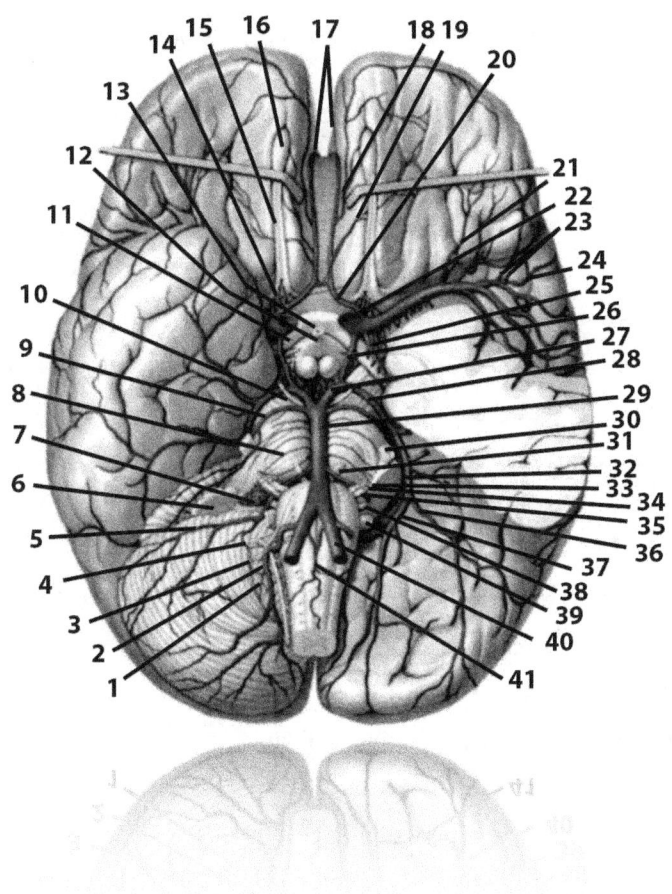

Рис. 93 Артерии головного мозга (медиальная поверхность) 469 518 716 491:

1 – промежуточно-медиальная лобная ветвь 498 617 319 478
2 – передняя мозговая артерия 317 498 689 171
3 – заднемедиальная лобная ветвь (передней мозговой артерии) 781 496 319 641
4 – поясная борозда 579 312 919 021
5 – борозда мозолистого тела 248 312 848 212
6 – поясная ветвь (передней мозговой артерии) 497 101 398 712
7 – мозолистое тело 498 712 328 071
8 – свод 648 314 589 716
9 – парацентральная ветвь (передней мозговой артерии) 364 817 294 317
10 – предклинная ветвь (передней мозговой артерии) 694 171 894 214
11 – теменно-затылочная борозда 691 378 549 617
12 – теменно-затылочная ветвь (задней мозговой артерии) 691 314 291 491
13 – теменная ветвь (задней мозговой артерии) 814 216 497 218
14 – затылочно-височная ветвь (задней мозговой артерии) 514 618 319 481
15 – шпорная ветвь (задней мозговой артерии) 564 814 219 417
16 – шпорная борозда 214 318 414 888
17 – задняя мозговая артерия 594 361 809 491
18 – медиальная затылочная артерия 581 704 916 219
19 – задние височные ветви (задней мозговой артерии) 649 371 298 481
20 – шишковидное тело (эпифиз) 489 641 399 042
21 – пластинка крыши (четверохолмие) 514 317 818 212

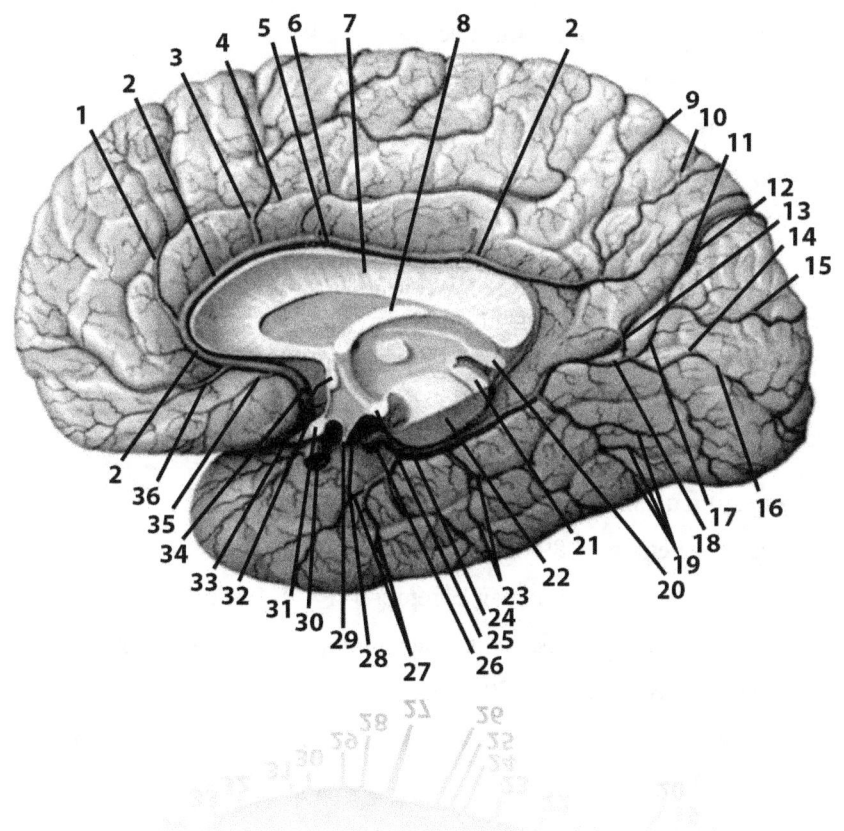

22 – ножка мозга 918 412 818 212

23 – промежуточные височные ветви 549 648 391 361

24 – латеральная затылочная артерия 496 819 716 478

25 – сосцевидное тело 534 817 214 712

26 – задняя мозговая артерия (височная часть) 498 671 291 491

27 – передние височные ветви (латеральной затылочной артерии) 648 531 219 471

28 – задняя соединительная артерия 548 641 298 781

29 – углубление воронки на дне III мозгового желудочка 568 016 219 014

30 – внутренняя сонная артерия 549 712 810 248

31 – зрительный перекрест 010 216 319 517

32 – терминальная пластинка 048 541 298 647

33 – передняя спайка 389 691 974 846

34 – передняя соединительная артерия 641 478 594 641

35 – медиальная лобно-базальная артерия (медиальная глазнично-лобная ветвь) 518 641 201 009

36 – переднемедиальная лобная ветвь (передней мозговой артерии) 698 142 489 716

© Грабовой Г.П. 2002

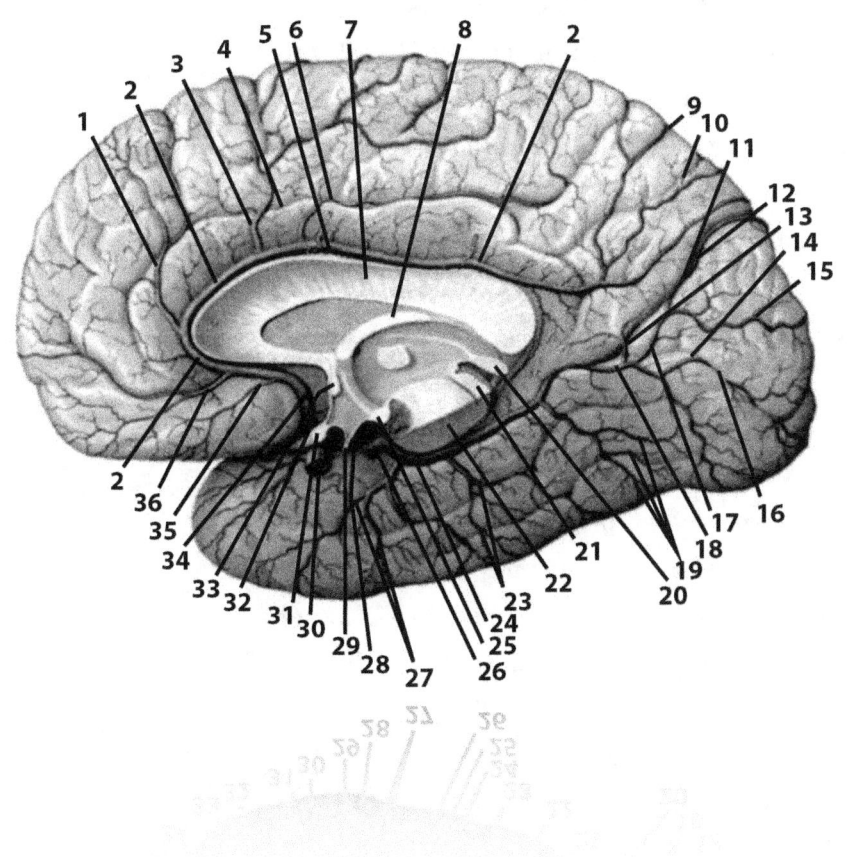

© Грабовой Г.П. 2002

231

Рис. 94 Артерии головного мозга
(верхнелатеральная поверхность) 469 471 898 417:

1 – задняя нижняя мозжечковая артерия 469 718 549 641

2 – мозжечок 828 219 328 299

3 – затылочная доля 519 617 298 714

4 – артерия угловой извилины 519 617 289 741

5 – задняя теменная артерия 164 816 319 471

6 – передняя теменная артерия 014 146 214 814

7 – теменная доля 618 041 894 141

8 – артерия постцентральной борозды 102 348 410 514

9 – артерия центральной борозды 648 318 489 316

10 – артерия предцентральной борозды 584 216 218 714

11 – лобная доля 316 618 319 417

12 – латеральная лобно-базальная артерия 618 531 214 712

13 – островок 584 216 298 741

14 – островковые артерии 518 714 316 214

15 – средняя мозговая артерия 496 491 817 514

16 – передняя височная артерия 689 371 298 681

17 – средняя височная артерия 618 591 294 317

18 – височная доля 564 931 298 714

19 – задняя височная артерия 548 721 296 397

20 – базилярная артерия 851 478 594 814

21 – мост 248 317 284 271

22 – позвоночная артерия (правая) (внутричерепная часть) 364 819 498 471

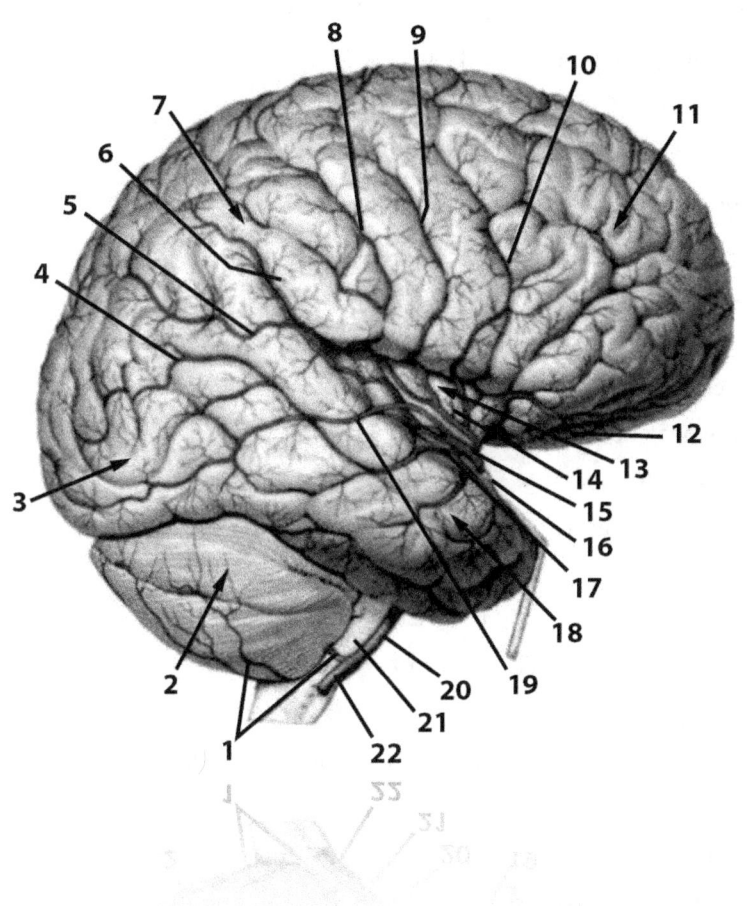

Рис. 95 Поверхностные мозговые вены (верхнелатеральная поверхность) 649 712 519 747:

1 – сигмовидный синус 109 516 397 894

2 – верхний каменистый синус 019 596 394 717

3 – задняя ушная вена 368 198 549 617

4 – поперечный синус 549 716 398 471

5 – затылочная вена 914 712 298 267

6 – сосцевидная эмиссарная вена 391 849 501 011

7 – затылочная эмиссарная вена 548 617 294 581

8 – затылочные вены 789 621 298 491

9 – твёрдая мозговая оболочка головного мозга 333 489 312 289

10 – теменная доля 618 041 894 141

11 – боковая венозная лакуна 569 317 398 471

12 – теменная вена 394 569 398 741

13 – верхний сагиттальный синус 914 715 514 292

14 – верхняя анастомотическая вена 341 318 519 641

15 – лобные вены 361 384 219 471

16 – лобная доля 316 618 319 417

17 – предлобные вены 598 641 298 791

18 – поверхностная средняя мозговая вена 694 178 394 516

19 – височная доля 564 931 298 714

20 – нижняя анастомотическая вена 391 568 914 918

21 – нижние мозговые вены 719 628 514 318

22 – нижний каменистый синус 284 368 149 017

23 – внутренняя яремная вена 598 612 719 322

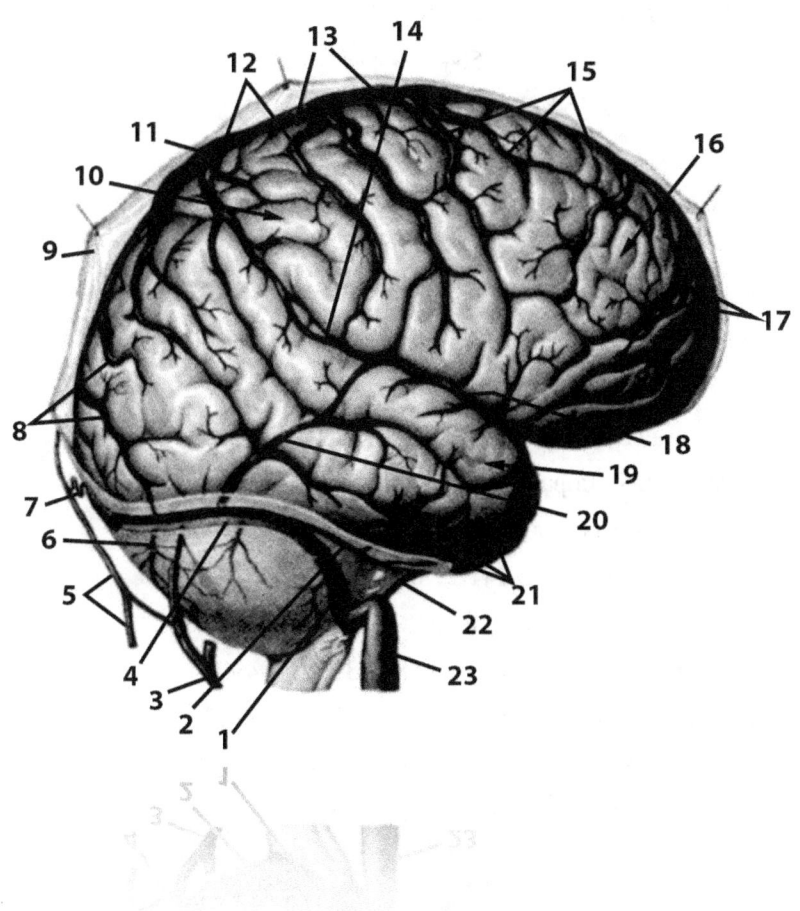

© Грабовой Г.П. 2002

Рис. 96 Синусы твёрдой мозговой оболочки 691 958 549 164:

1 – базальная вена 202 464 891 319

2 – большая вена мозга 498 142 549 617

3 – поперечный синус 549 716 398 471

4 – затылочный синус 012 126 094 791

5 – диплоические вены 148 564 219 617

6 – синусный сток 364 814 501 122

7 – четвертый желудочек 514 321 414 218

8 – прямой синус 849 712 646 181

9 – верхние мозговые вены 519 316 489 718

10 – большой серповидный отросток твердой мозговой оболочки 364 815 398 574

11 – мост 248 317 284 271

12 – внутренняя мозговая вена 541 219 319 471

13 – сосудистая основа III желудочка 584 217 284 917

14 – верхний сагиттальный синус 914 715 514 292

15 – боковые лакуны 398 741 298 474

16 – верхняя ворсинчатая вена 518 361 987 241

17 – нижний сагиттальный синус 814 316 219 497

18 – поверхностная височная вена 548 327 918 227

19 – теменная эмиссарная вена 349 161 894 717

20 – верхние таламостриарные вены 598 164 398 711

21 – боковой желудочек 649 140 508 914

22 – пластинка прозрачной перегородки 319 798 549 164

23 – колено мозолистого тела 148 512 319 417

24 – передняя вена прозрачной перегородки 849 617 219 514

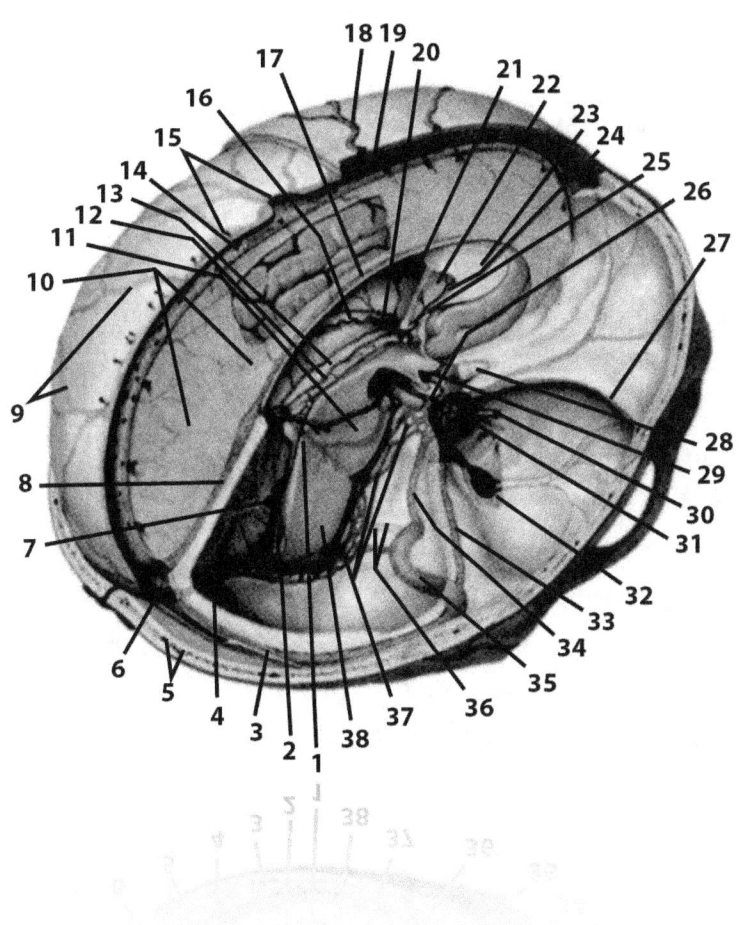

25 – столб свода 168 794 598 716

26 – межпещеристые синусы 514 019 598 411

27 – клиновидно-теменной синус 514 312 619 718

28 – зрительный нерв 448 817 918 217

29 – внутренняя сонная артерия 549 712 810 248

30 – поверхностная средняя мозговая вена 694 178 394 516

31 – пещеристый синус 846 139 948 581

32 – венозное сплетение овального отверстия 498 716 374 917

33 – верхний каменистый синус 019 596 394 717

34 – нижний каменистый синус 284 368 149 017

35 – сигмовидный синус 109 516 397 894

36 – венозное сплетение подъязычного канала 598 611 998 164

37 – базилярное сплетение 691 319 819 471

38 – продолговатый мозг 514 417 814 217

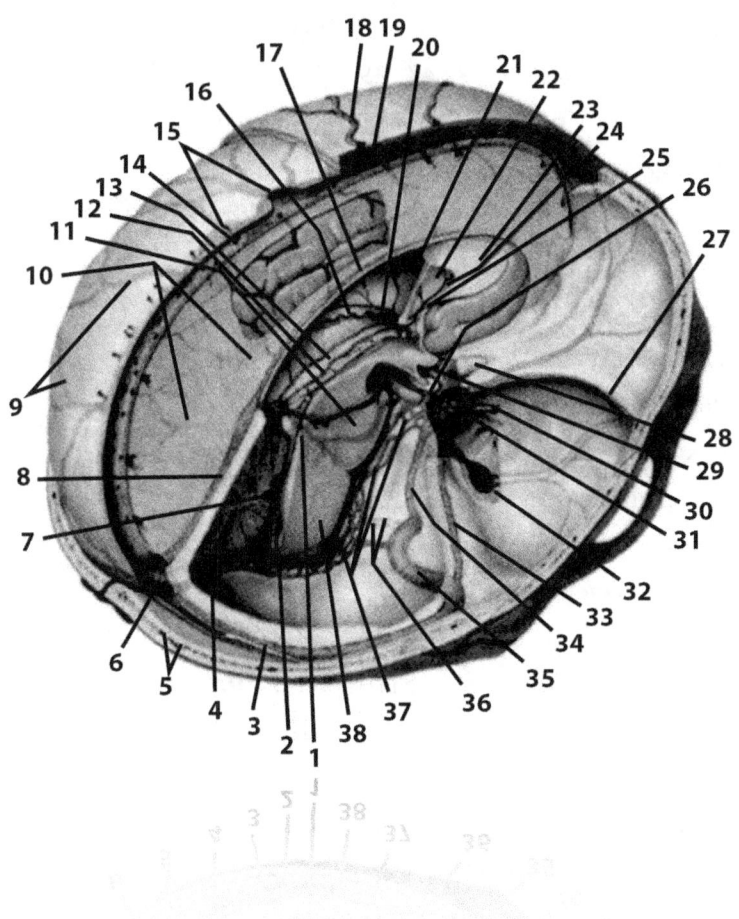

© Грабовой Г.П. 2002

239

Артерии и вены сердца 514 814 219 417

Рис. 97 Артерии и вены сердца (грудино-рёберная поверхность) 514 814 219 417:

1 – правый желудочек сердца 598 371 988 011
2 – артериальный конус 548 647 219 741
3 – правая краевая ветвь правой венечной артерии 518 617 219 419
4 – передние вены сердца 648 715 594 317
5 – промежуточные предсердные ветви 594 781 978 471
6 – венечная борозда 519 312 814 829
7 – ветвь артериального конуса 394 168 574 971
8 – правая венечная артерия 691 368 519 479
9 – правое сердечное ушко 598 714 321 898
10 – верхняя полая вена 398 712 988 012
11 – восходящая аорта 598 712 898 612
12 – правая лёгочная артерия 694 897 594 716
13 – плечеголовной ствол 998 301 248 227
14 – общая сонная артерия (левая) 428 712 488 913
15 – подключичная артерия (левая) 429 387 219 377
16 – дуга аорты 219 877 549 277
17 – артериальная связка 519 481 319 818
18 – левая лёгочная артерия 691 318 497 541
19 – лёгочный ствол 519 421 819 221
20 – левое сердечное ушко 519 318 219 481
21 – левая венечная артерия 194 641 291 891
22 – огибающая ветвь левой венечной артерии 619 471 218 514

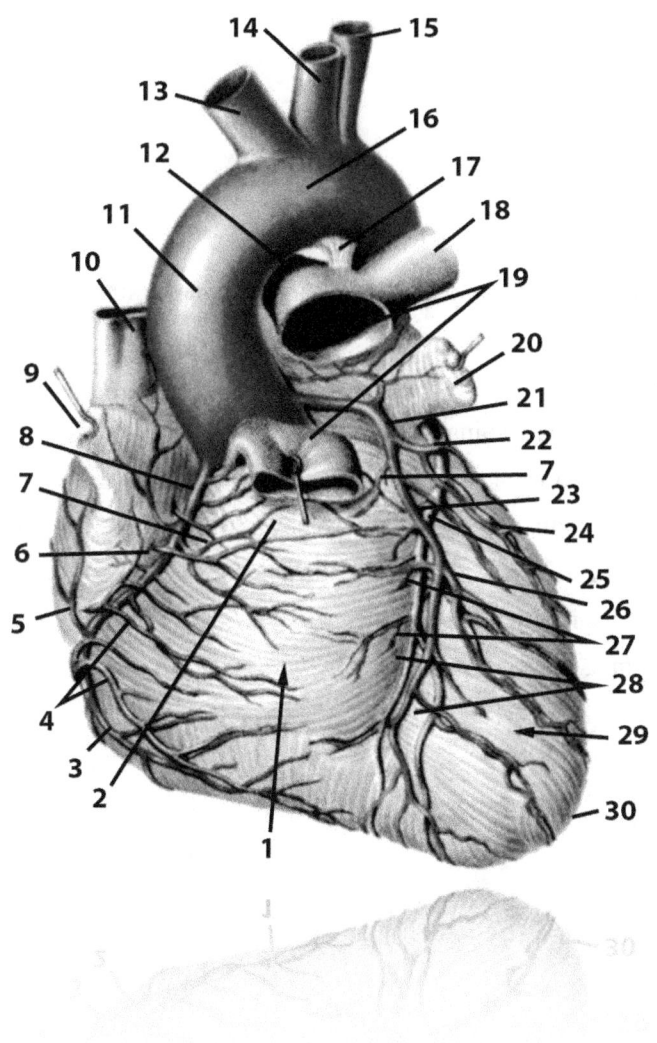

© Грабовой Г.П. 2002

241

23 – передняя межжелудочковая ветвь левой венечной артерии 364 891 291 471
24 – левая краевая ветвь 589 714 210 481
25 – большая вена сердца 641 217 498 718
26 – латеральная ветвь 491 316 218 714
27 – перегородочные межжелудочковые ветви 691 314 219 718
28 – передняя межжелудочковая борозда 909 817 398 787
29 – левый желудочек 589 348 914 918
30 – верхушка сердца 519 421 899 321

© Грабовой Г.П. 2002

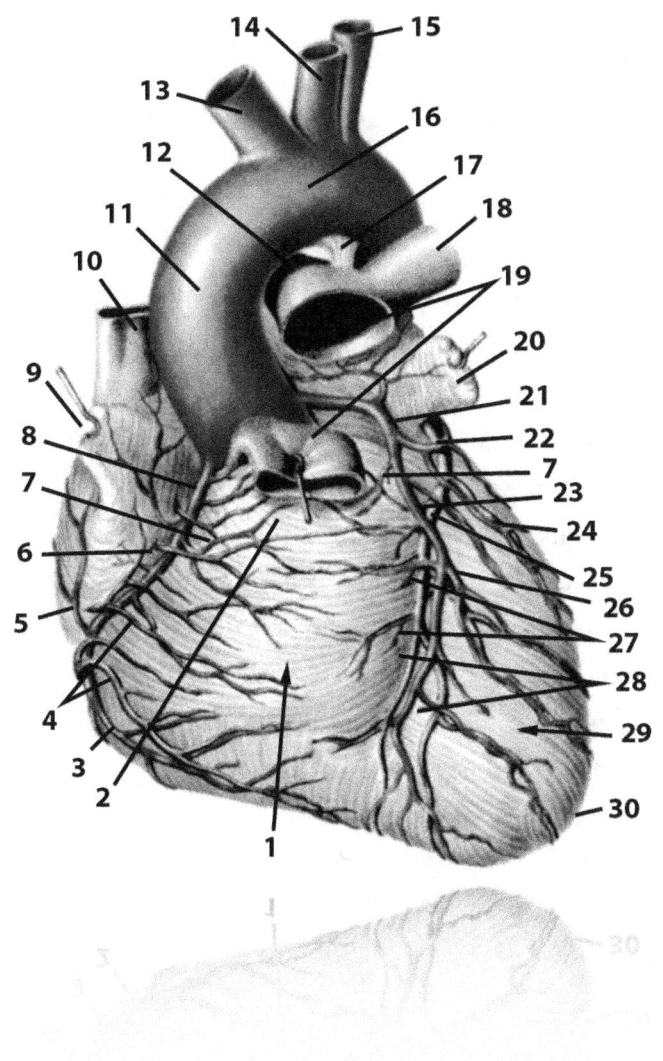

Рис. 98 Артерии и вены сердца
(диафрагмальная поверхность) 514 816 914 317:

1 – верхушка сердца 519 421 899 321

2 – левый желудочек 589 348 914 918

3 – анастомотическая предсердная ветвь 614 917 918 517

4 – левая краевая ветвь 589 714 210 481

5 – задняя вена левого желудочка 429 318 719 888

6 – задняя ветвь левого желудочка 467 548 219 741

7 – огибающая ветвь левой венечной артерии 619 471 218 514

8 – большая вена сердца 641 217 498 718

9 – косая вена левого предсердия 598 714 319 814

10 – промежуточные предсердные ветви 594 781 978 471

11а – левая верхняя лёгочная вена 549 671 298 471

11б – левая нижняя лёгочная вена 598 649 219 714

12 – левое предсердие 518 712 314 887

13 – левая лёгочная артерия 697 108 889 491

14 – артериальная связка 519 481 319 818

15 – подключичная артерия (левая) 429 387 219 377

16 – общая сонная артерия (левая) 428 712 488 913

17 – плечеголовной ствол 998 301 248 227

18 – дуга аорты 219 877 549 277

19 – верхняя полая вена 398 712 988 012

20 – правая лёгочная артерия 694 897 594 716

21а – правая верхняя лёгочная вена 691 894 319 712

21б – правая нижняя лёгочная вена 697 213 519 491

22 – правое предсердие 491 016 519 497

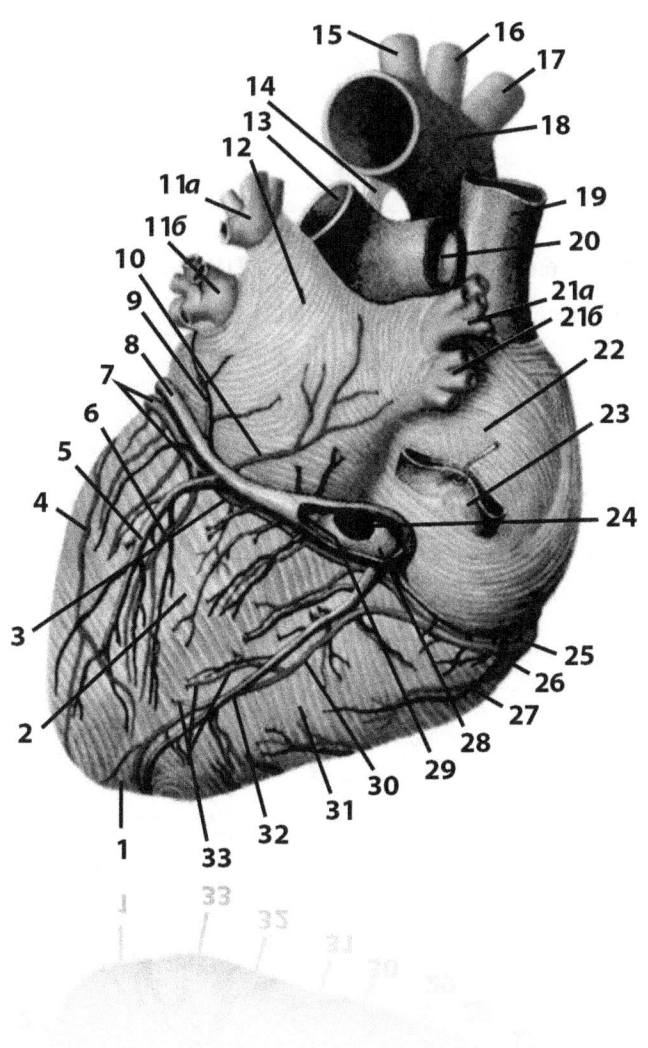

© Грабовой Г.П. 2002

245

23 – нижняя полая вена 549 671 919 871

24 – отверстие венечного синуса 548 641 219 712

25 – малая вена сердца 598 712 918 322

26 – правая венечная артерия 691 368 519 479

27 – правая заднебоковая ветвь 479 691 319 814

28 – заслонка коронарного синуса 584 316 219 479

29 – венечный синус сердца 578 916 219 316

30 – задняя межжелудочковая ветвь правой венечной артерии 589 718 549 641

31 – правый желудочек сердца 598 371 988 011

32 – средняя вена сердца 589 641 298 791

33 – перегородочные межжелудочковые ветви 691 314 219 718

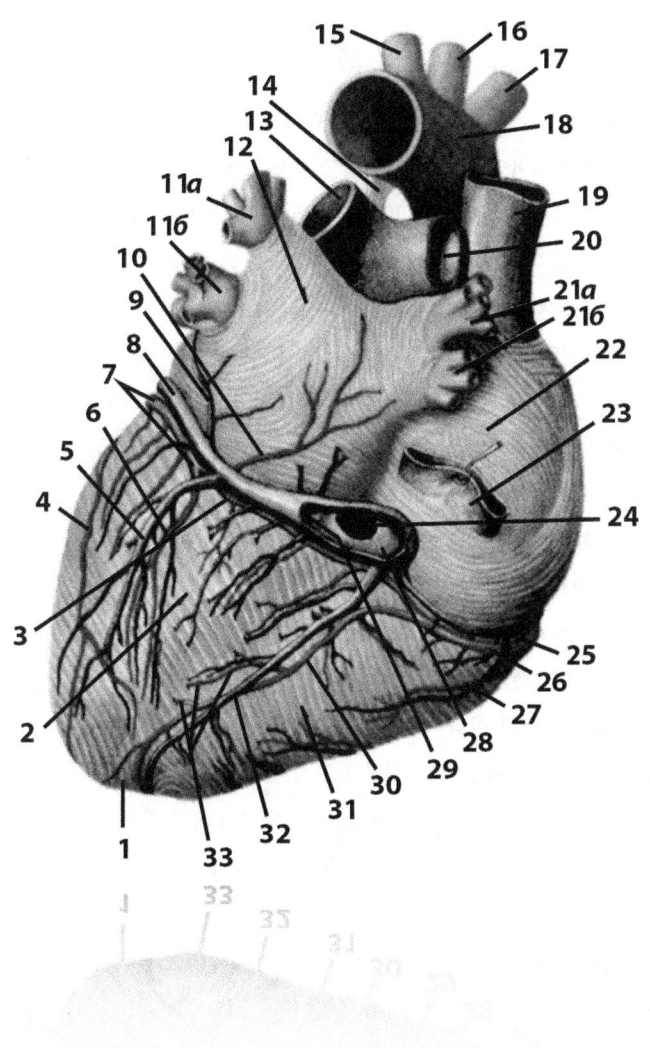

© Грабовой Г.П. 2002

247

Рис. 99 Проводящая система сердца 989 808 884 318:

1 – мясистые трабекулы 194 217 289 678

2 – правый желудочек сердца 598 371 988 011

3 – правая ножка предсердно-желудочкового пучка 319 728 549 641

4 – субэндокардиальные ветви правого желудочка 641 218 514 017

5 – сосочковые мышцы правого желудочка 491 318 597 317

6 – сухожильные хорды трёхствор¬чатого клапана 641 318 219 748

7 – правый предсердно-желудочковый (трёхствор-чатый) клапан 389 412 819 322

8 – предсердно-желудочковый пучок Гисса 198 316 398 714

9 – отверстие венечного синуса 548 641 219 712

10 – заслонка коронарного синуса сердца 584 316 219 479

11 – нижняя полая вена 549 671 919 871

12 – предсердно-желудочковый узел 169 381 219 714

13 – гребенчатые мышцы 391 689 598 714

14 – овальная ямка 394 169 519 718

15 – правое предсердие 491 016 519 497

16 – межпредсердная перегородка 894 158 019 617

17 – синусный узел 368 491 298 749

18 – верхняя полая вена 398 712 988 012

19 – правая верхняя лёгочная вена 691 894 319 712

20 – отверстия легочных вен 589 671 298 491

21 – левое предсердие 518 712 314 887

22 – левая верхняя лёгочная вена (часть рисунка) 549 671 298 471

23 – левая нижняя лёгочная вена 598 649 219 714

24 – отверстие нижней левой лёгочной вены 498 712 219 714

© Грабовой Г.П. 2002

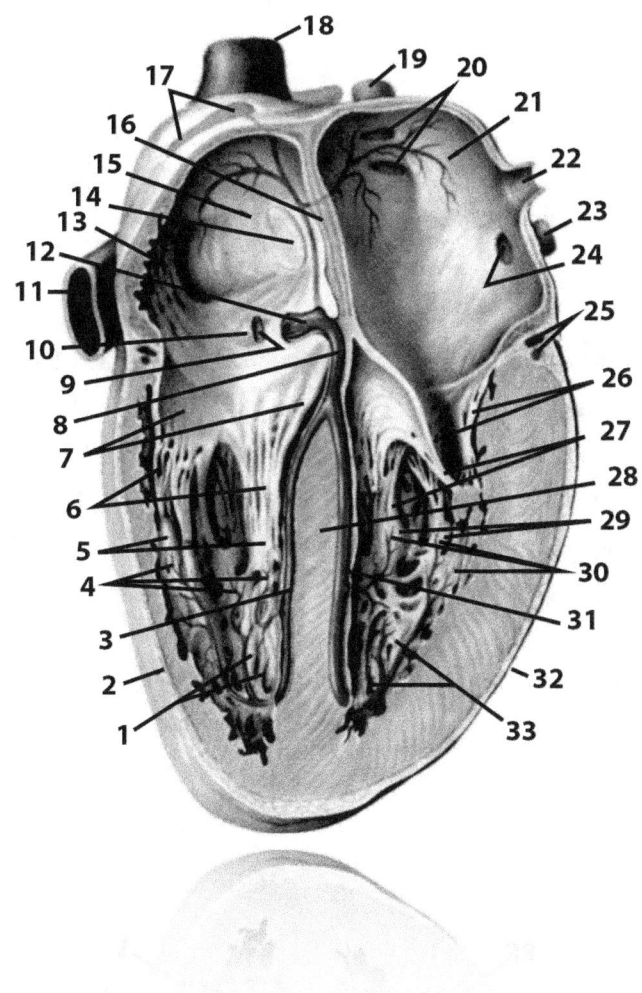

© Грабовой Г.П. 2002

25 – сосуды сердца 549 648 519 716
26 – левый предсердно-желудочковый (митральный) клапан
598 517 818 617
27 – сухожильные хорды митрального клапана 794 814 519 714
28 – межжелудочковая перегородка 548 581 218 491
29 – сосочковые мышцы левого желудочка 467 219 519 712
30 – субэндокардиальные ветви левого желудочка 497 518 584 718
31 – левая ножка предсердно-желудочкового пучка (пучка Гисса)
649 191 218 549
32 – левый желудочек сердца 589 348 914 918
33 – мясистые трабекулы левого желудочка 468 791 298 745

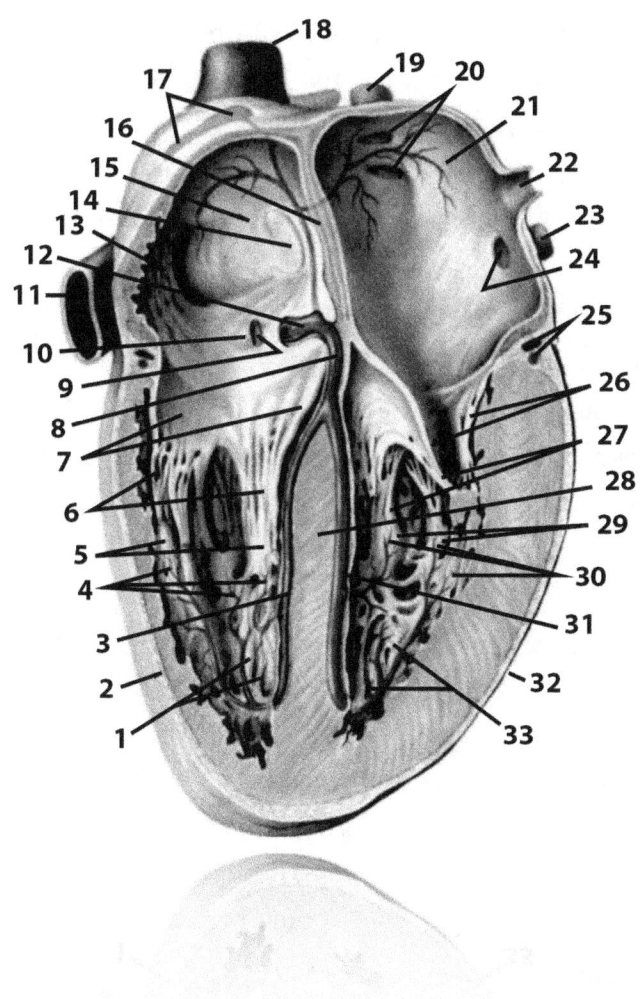

© Грабовой Г.П. 2002

Вены нижних конечностей 589 712 319 614

Рис. 100 Вены нижних конечностей 589 712 319 614:

1 – тыльная венозная сеть стопы 197 298 108 641
2 – тыльная венозная дуга стопы 194 389 794 216
3 – венозная сеть голени 784 594 316 497
4 – передние большеберцовые вены 589 714 319 718
5 – вены колена 817 316 368 491
6 – малая подкожная вена ноги 169 381 379 149
7 – венозная сеть бедра 497 581 369 794
8 – глубокая вена бедра 184 517 396 847
9 – латеральные вены, окружающие бедренную кость 649 132 389 714
10 – поверхностная вена, огибающая подвздошную кость 317 849 178 471
11 – поверхностная надчревная вена 491 694 218 713
12 – наружная подвздошная вена 999 888 719 898
13 – глубокая вена, огибающая подвздошную кость 721 394 549 718
14 – подвздошно-поясничные вены 548 791 018 216
15 – поясничная вена 589 712 919 261
16 – нижняя полая вена 549 671 919 871
17 – общая подвздошная вена 548 713 918 781
18 – срединная крестцовая вена 598 717 318 917
19 – латеральные крестцовые вены 549 316 298 711
20 – внутренняя подвздошная вена 549 316 814 787
21 – крестцовое венозное сплетение 649 271 298 541
22 – нижние ягодичные вены 497 189 369 141

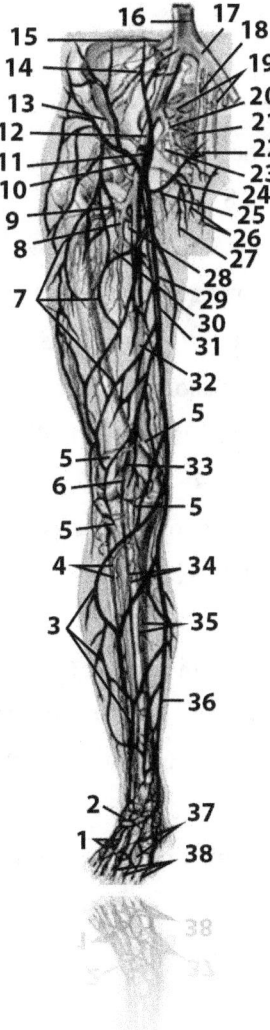

23 – внутренняя половая вена 641 894 594 818

24 – запирательная вена 318 414 849 161

25 – наружная половая вена 648 143 019 549

26 – поверхностные дорсальные вены полового члена 314 647 217 498

27 – передние мошоночные вены 541 314 819 317

28 – медиальные вены, окружающие бедренную кость 364 981 219 784

29 – добавочная подкожная вена ноги 369 489 598 716

30 – прободающая вена 414 548 374 811

31 – большая подкожная вена ноги 496 794 894 175

32 – бедренная вена 316 584 912 848

33 – подколенная вена 149 721 801 497

34 – малоберцовые вены 518 364 194 816

35 – задние большеберцовые вены 479 514 194 817

36 – большая подкожная вена ноги 496 794 894 175

37 – тыльные плюсневые вены стопы 648 564 817 219

38 – тыльные пальцевые вены стопы 197 248 594 714

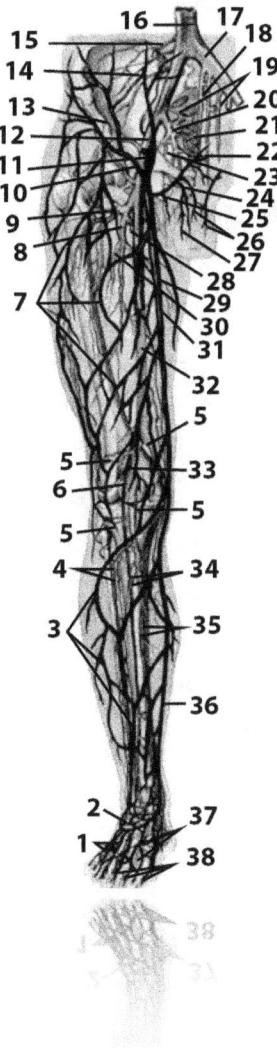

© Грабовой Г.П. 2002

Артерии, вены и капилляры 219 387 919 887

Рис. 101 Микроциркуляторное русло 549 318 497 561:
1 – артерия 894 547 284 717
2 – артериола 694 574 895 601
3 – предкапилляр 608 491 298 491
4 – артериоло-венулярный анастомоз 549 316 897 314
5 – предкапиллярные сфинктеры 649 172 218 371
6 – капилляры 479 821 294 364
7 – капиллярные сфинктеры 185 494 016 001
8 – посткапилляр 101 498 754 361
9 – венула 669 517 918 394
10 – вена 149 621 818 318

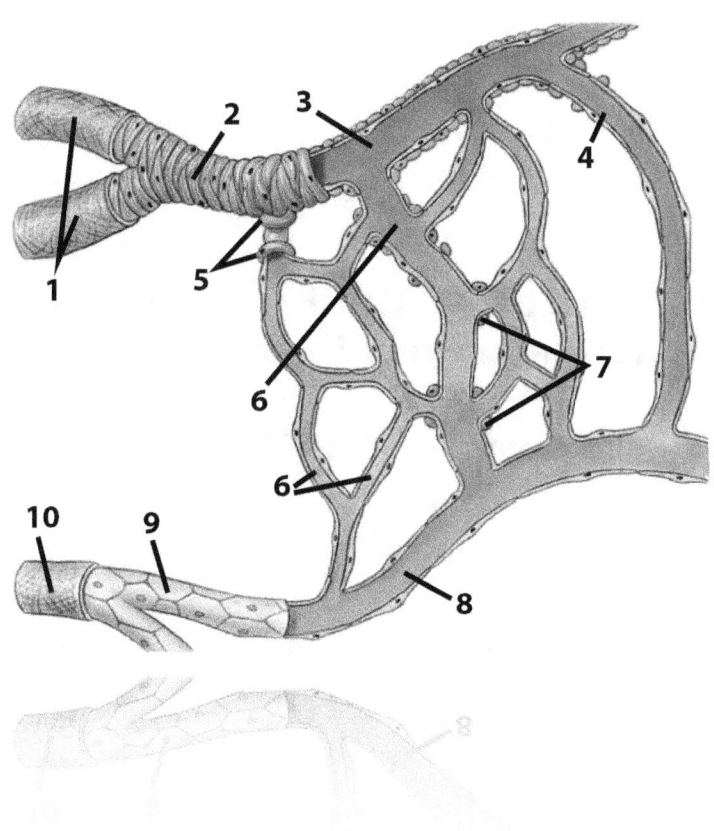

ЦЕНТРАЛЬНАЯ НЕРВНАЯ СИСТЕМА
(продолжение) 291 384 074 217

Головной мозг 814 729 318 818

Рис. 102 Гипоталамус 918 671 818 971
Гипофиз 317 218 219 819:

1 – глазодвигательный нерв 519 217 519 217

2 – медиальные и латеральные ядра сосцевидного тела 498 716 219 418

3 – серобугорные ядра 898 141 218 718

4 – гипофиз 317 218 219 819

5 – нейрогипофиз 814 061 217 041

6 – аденогипофиз (передняя доля) 518 041 219 498

7 – ядро воронки (дугообразное ядро) 497 581 264 714

8 – зрительный нерв 448 817 918 217

9 – супраоптическое ядро 948 516 714 271

10 – нижнемедиальное гипоталамическое ядро 178 491 219 617

11 – предоптическое ядро 718 471 219 648

12 – передняя гипоталамическая область 749 164 218 541

13 – дорсомедиальное гипоталамическое ядро 549 716 218 541

14 – паравентрикулярные ядра 598 612 317 491

15 – промежуточная гипоталамическая область 471 218 549 016

16 – заднее гипоталамическое ядро 001 495 018 547

17 – гипоталамическая борозда 016 489 808 489

18 – задняя гипоталамическая область 018 418 488 518

© Грабовой Г.П. 2002

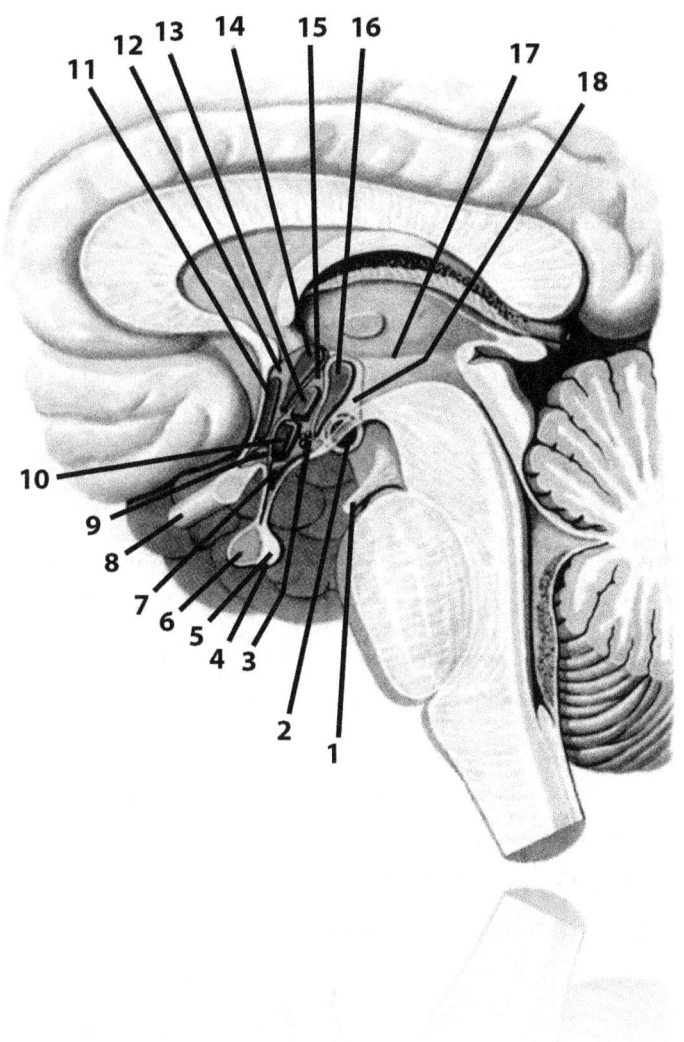

Оглавление

ВВЕДЕНИЕ 3

СИСТЕМА КРОВЕТВОРЕНИЯ И
ИММУННОЙ ЗАЩИТЫ 219 648 317 918 9

    Центральные органы кроветворения и
иммунной защиты 416 489 319 641 12

    Периферические органы кроветворения и 16
иммунной защиты 794 916 219 481 16

    Единая иммунная система слизистых оболочек
674 981 219 496 20

КЛЕТКИ КРОВИ 549681219717 28

    Лейкоциты 694 218 574 271 34

    Агранулоциты 548 274 298 641 34

    Гранулоциты 918 547 219 714 38

**ЗУБОЧЕЛЮСТНАЯ
СИСТЕМА 216 548 219 716** 40

    Кости лицевого отдела черепа 219 715 819 815 40

    Зубы 698 314 819 516 60

    Органы ротовой полости 119

    Жевательная и мимическая мускулатура 126

    Височно-нижнечелюстной сустав 130

    Железы преддверия и полости рта 498 617 219 491 134

**ПОЗВОНОЧНИК. СОЕДИНЕНИЯ,
СВЯЗКИ И МЫШЦЫ ПОЗВОНОЧНИКА** 138

    Позвоночный столб 214 217 000 819 138

    ПОЗВОНКИ 498 641 319 048 142

    Позвоночный двигательный сегмент 714 986 219 694 162

    Мышцы и связки позвоночника 549 641 894 217 166

СВЯЗКИ ТАЗА И ТАЗОБЕДРЕННОГО
СУСТАВА 498 641 798 478 178
МЫШЦЫ И ФАСЦИИ СПИНЫ И
ЗАТЫЛКА 798 041 261 509.. **182**
Женский таз 494 714 516 841 .... **194**
    Женские наружные
    половые органы 519 319 818 678 196
    Внутренние женские половые органы 419 219 808 319 196
МОЛОЧНАЯ ЖЕЛЕЗА 648317219491 .... **202**
    СЕРДЕЧНО-СОСУДИСТАЯ СИСТЕМА
    (продолжение) 214 700 819 891 210
    Артерии и вены сердца 514 814 219 417 238
    Вены нижних конечностей 589 712 319 614 252
    Артерии, вены и капилляры 219 387 919 887 256
ЦЕНТРАЛЬНАЯ НЕРВНАЯ СИСТЕМА
(продолжение) 291 384 074 217 .... **260**
    Головной мозг 814 729 318 818 260
СОДЕРЖАНИЕ **264**
    ДЛЯ ЗАМЕТОК...*316*

© Грабовой Г.П. 2002

Грабовой Григорий Петрович

ВОССТАНОВЛЕНИЕ МАТЕРИИ ЧЕЛОВЕКА ЧИСЛОВЫМИ КОНЦЕНТРАЦИЯМИ

Часть 2

© Грабовой Г.П. 2002